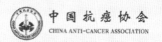

中国抗癌协会
CHINA ANTI-CANCER ASSOCIATION

胰腺癌

中国肿瘤整合诊治指南（CACA）

CACA GUIDELINES FOR HOLISTIC INTEGRATIVE MANAGEMENT OF CANCER

2022

丛书主编 ◎ 樊代明

主　编 ◎ 虞先濬

U0244949

天津出版传媒集团

天津科学技术出版社

图书在版编目(CIP)数据

中国肿瘤整合诊治指南.胰腺癌.2022 / 樊代明丛书主编;虞先濬主编. -- 天津:天津科学技术出版社,2022.5

ISBN 978-7-5576-9992-5

Ⅰ.①中… Ⅱ.①樊… ②虞… Ⅲ.①胰腺癌—诊疗—指南 Ⅳ.①R73-62

中国版本图书馆CIP数据核字(2022)第064613号

中国肿瘤整合诊治指南.胰腺癌.2022
ZHONGGUO ZHONGLIU ZHENGHE ZHENZHI ZHINAN.
YIXIANAI.2022

策划编辑:方 艳

责任编辑:李 彬

责任印制:兰 毅

出　　　版:天津出版传媒集团
　　　　　　天津科学技术出版社

地　　　址:天津市西康路35号

邮　　　编:300051

电　　　话:(022)23332390

网　　　址:www.tjkjcbs.com.cn

发　　　行:新华书店经销

印　　　刷:天津中图印刷科技有限公司

开本787×1092　1/32　印张3.125　字数52 000
2022年5月第1版第1次印刷
定价:33.00元

目录

胰
腺
癌

流行病学

目前，全球胰腺癌（Pancreatic cancer，PC）的发病率呈上升趋势，死亡率和发病率接近，病死率极高。中国国家癌症中心2015年统计数据显示，PC位列我国男性恶性肿瘤发病率的第10位，女性第12位，占恶性肿瘤死亡率第6位。

PC早期诊断困难，手术切除率低，加之高度恶性的生物学行为，预后极差。近年来，在"整合医学"理念的推动下，多学科整合诊疗模式（MDT to HIM）深入人心，PC的预后也有缓慢改善的趋势。美国癌症协会发布数据显示，PC的5年生存率已由10年前5%~6%提高到目前的9%~10%，但仍是所有恶性肿瘤中最低的。

— 第二章 —

诊断

第一节　临床表现

多数PC起病隐匿，早期症状和体征不典型，易与其他消化系统疾病相混淆。根据肿瘤位置和分期，可表现为上腹部饱胀不适、上腹疼痛、腰背部疼痛、恶心、食欲减退、大便性状改变、黄疸、新发糖尿病、偶有胰腺炎、体重减轻、乏力等。亦有部分患者无任何临床表现，通过体检偶然发现。

第二节　实验室检查

1　生化检查

早期无特异性血生化指标改变；胆管压迫或梗阻时可出现血胆红素升高，伴酶学改变；胰管压迫或梗阻时可能会有血淀粉酶一过性升高；血糖变化可能与PC发病或进展相关。

2　血清肿瘤标志物检查

（1）临床上用于 PC 诊断的有 CA19-9、CEA、CA125、CA242 等，其中 CA19-9 最为常用，诊断价值最高，其诊断灵敏度和特异度分别达 78.2% 和 82.8%。

（2）CA19-9 不仅在 PC 中会升高，在其他恶性肿瘤如结直肠癌、胃癌、肺癌、乳腺癌、肝癌、胰腺神经内分泌瘤以及胆管梗阻、胆管炎、慢性胰腺炎、肝硬化也会升高，影响其诊断的特异度。

（3）5%~10% 的 PC 呈 Lewis 抗原阴性，CA19-9 不分泌或极少分泌，此类患者检测不到 CA19-9 水平升高，被称为"假阴性"，需要结合 CEA、CA125 等其他肿瘤标志物。

（4）CEA 诊断 PC 灵敏度和特异度分别为 43% 和 82%，CA125 分别为 59% 和 78%，联合检测上述多个肿瘤标志物有助于提高 PC 诊断的灵敏度和特异度。

3　液态活检标志物

近年来，液态活检技术在 PC 诊断过程中越来越显示良好应用价值和前景，主要包括循环肿瘤细胞（CTCs）、循环肿瘤 DNA（ctDNA）、外泌体、MicroRNAs 等，与 CA19-9 联合应用可提高 PC 诊断的准确性，但其在临床上普及应用仍需高质量临床研究予以验证。

第三节 影像学检查

常用影像学检查有 B 超、CT、MRI、PET 等，特点各不相同。

1 B 超

简便、无创、无辐射、可多轴面观察；缺点是易被胰腺前方胃肠道内的气体干扰，尤其胰尾部显示不清晰，且受操作者主观影响较大。一般用于 PC 的初诊和随访。

2 CT

截面厚度 1mm 的薄层增强 CT，能清晰显示肿瘤外观、大小、位置、胰管、胆管及肿瘤与周围血管、邻近器官的关系，是目前诊断 PC 最常用的影像学检查。

3 MRI/MRCP

增强 MRI 具有多参数、多轴面成像、无辐射特点，PC 鉴别诊断困难时，可作为增强 CT 的重要补充，特别是对那些因肾功能损伤、碘造影剂过敏无法行增强 CT，以及增强 CT 显示为等密度肿块患者。另外，增强 MRI 对肝微小转移灶的诊断较增强 CT 更具优势。

MRCP可清晰显示胰胆管全貌，帮助判断病变部位，与ERCP相比具无创优势，与增强MRI联用诊断价值更高。

4 PC放射学报告

模板见表2-1。

表2-1 PC放射学报告模板

形态学评估			
外观（胰腺实质延迟期）	□低密度	□等密度	□高密度
大小（最大径）	□可测量：___cm×___cm×___cm	□不可测量（等密度肿瘤）	
位置	□胰头/□钩突	□胰体/□胰尾	
胰管狭窄中断伴或不伴远端胰管扩张	□有	□无	
胆管狭窄中断伴或不伴上游胆管扩张	□有	□无	
动脉评估			
肠系膜上动脉侵犯	□有	□无	
侵犯肠系膜上动脉程度	□≤180°	□>180°	
局部动脉狭窄或不规则	□有	□无	
腹腔干侵犯	□有	□无	
侵犯腹腔干程度	□≤180°	□>180°	
局部动脉狭窄或不规则	□有	□无	
肝总动脉侵犯	□有	□无	

左侧竖排：中国肿瘤整合诊治指南

侵犯肝总动脉程度	□≤180°	□>180°	
局部动脉狭窄或不规则	□有	□无	
动脉变异	□有（□副右肝动脉/□替代右肝动脉/□替代肝总动脉/□其他＿＿＿）	□无	
静脉评估			
门静脉侵犯	□有	□无	□完全闭塞
侵犯门静脉程度	□≤180°	□>180°	
局部静脉狭窄或不规则	□有	□无	
肠系膜上静脉侵犯	□有	□无	□完全闭塞
侵犯门肠系膜上静脉程度	□≤180°	□>180°	
局部静脉狭窄或不规则	□（有	□无	
静脉血栓	□有（□门静脉/□肠系膜上静脉/□脾静脉）	□无	
静脉侧支循环	□有（□胰头区/□肝门/□肠系膜根部/□左上腹）	□无	
胰外评估			
肝脏病灶	□有（□转移可能大/□不确定/□良性可能大）	□无	

腹膜或网膜结节	□有	□无	
腹水	□有	□无	
可疑淋巴结（肝门/腹腔干/脾门/腹主动脉旁/腹主动脉下腔静脉间）	□有；具体为：_____	□无	
其他胰外侵犯（下腔静脉/腹主动脉/肾上腺/肾脏/脾脏/胃/结肠/结肠系膜/小肠等）	□有；具体为：_____	□无	

5　PET-CT/PET-MRI

属功能影像学检查，通过病灶对显像剂的摄取来反映肿瘤的代谢活性和代谢负荷。PET是全身检查，在寻找原发灶、发现胰外转移灶、判断分期、评估全身肿瘤负荷、疗效评估、复发监测等有一定优势。但PET也存在假阳性和假阴性，且局部解剖学显示清晰度不如增强CT和增强MRI，加上费用昂贵，仅作为常规影像学检查的补充。

第四节　内镜检查

1　超声内镜（EUS）

（1）EUS由于探头距离胰腺近，避免胃肠道气体干扰，对早期小PC诊断价值极高，尤其临床上高度怀疑PC、胰管存在异常但影像学检查未发现肿瘤患者。

（2）对增强CT或MRI不能确定胰腺肿块性质患者，EUS亦有辅助诊断价值，并可评估肿瘤局部和周围情况。

（3）EUS最重要的诊断价值是可同时做细针穿刺（FNA）行病理学检测，也是准备接受新辅助治疗或晚期PC获取胰腺原发病灶病理的首选方法。

（4）EUS还有一些新技术、新发现，如肿瘤弹性应变率检测可用于指导化疗药物选择，提高胰腺癌化疗有效率。

（5）但EUS是有创检查，且其准确性受操作者主观影响较大，对临床诊断明确或无病理需求的PC不推荐。

2 ERCP

不能直接显示肿瘤病变，主要依靠胰管和胆管的形态对PC做出诊断，对胆总管下端、胰管阻塞或有异常改变者有较大价值。另外，ERCP可插管至胰胆管内收集胆汁、胰液，行胰胆管内细胞刷检，然后行胰液及胆汁相关脱落细胞学检查。尤其对无法手术的梗阻性黄疸，可一次性完成减黄操作及病理与细胞学检测，应作为无手术指征伴梗阻性黄疸者的首选处理手

段。但ERCP细胞学刷检的敏感度与特异度并不令人
满意,效果尚待提高。

第五节　腹腔镜探查

(1)对肿瘤分期具潜在诊断价值,能发现腹膜种植转
移和影像学漏诊的肝微小转移灶。

(2)不建议对所有潜在可切除PC行常规腹腔镜探
查,但推荐对合并高危因素(如影像学检查可疑或
CA19-9明显升高)拟行根治性切除PC进行全面、仔
细腹腔镜探查,以发现术前未检出的微小转移灶。

(3)腹腔镜活检:是获取组织病理学诊断的备选
方法。

第六节　病理学诊断

1　胰腺恶性肿瘤病理学分类

(1)根据 WHO 分类,胰腺恶性肿瘤按组织起源
分为上皮来源和非上皮来源,前者主要包括来自导管
上皮、腺泡细胞和神经内分泌细胞的导管腺癌、腺泡
细胞癌、神经内分泌瘤及各种混合性肿瘤等。

(2)本指南主要针对导管腺癌(包括腺鳞癌、胶
样癌、肝样腺癌、髓样癌、印戒细胞癌、未分化癌、
伴破骨样细胞的未分化癌等特殊亚型)和腺泡细胞癌

患者的诊治，约占整个胰腺恶性肿瘤90%。

2 组织病理学和（或）细胞学检查是诊断PC的"金标准"

除拟行手术切除的患者外，其余在制订治疗方案前均应尽量明确病理学诊断。组织病理学或细胞学标本获取方法如下：

（1）腹腔镜或开腹手术活检：是获取组织病理学诊断的可靠方法。

（2）穿刺活检术：无法手术者若无远处转移，推荐在超声内镜引导下细针穿刺，也可在B超或CT引导下穿刺；对转移性PC，推荐对转移灶穿刺活检。

（3）脱落细胞学检查：可通过胰管细胞刷检、胰液收集检查、腹水脱落细胞检查等方法。

第七节　临床诊断标准

鉴于胰腺特殊解剖位置和PC特殊生物学行为，部分高度怀疑PC却未能得到细胞学或组织学诊断者，经MDT to HIM讨论后，可慎重做出临床决策，开展合理治疗。推荐做到以下几点：

（1）具完善临床资料，包括全面、多次血清学和各项高质量影像学检查，尤其是CA19-9为主的肿瘤标志物检查，必要时加做PET-CT/PET-MRI。

（2）介入科或内镜科专业医师反复穿刺活检，并由经验丰富多名病理医师集中会诊。

（3）与患者及家属多次沟通治疗风险，签署知情同意书。

（4）由 MDT to HIM 专家共同制订最终决策，治疗过程中严密监测。

第三章

预防及筛查

第一节 危险因素

PC发病的原因和确切机制尚不完全清楚，流行病学调查显示PC发病与多种危险因素有关，具体分为个体因素、生活方式、损伤感染、良性疾病、癌前病变等。

1 个体因素

（1）年龄：大部分恶性肿瘤与年龄呈正相关，PC也不例外。40岁以上，尤其是50岁以上，PC发病率呈升高趋势。

（2）遗传易感性：5%~10%的PC具有致病性胚系基因突变，多发生在DNA损伤修复基因中，可增加PC的易感性。常见的遗传易感基因包括ATM、BRCA2、CDKN2A、MSH2、MSH6、PALB2、TP53、BRCA1等。

（3）PC的发生还可能与一些遗传综合征相关，常见遗传综合征如下：

1）Peutz-Jeghers 综合征：相关基因为 STK11/LKB1；PC 患病风险是普通人群的 132 倍。

2）遗传性胰腺炎：相关基因为 PRSS1、SPINK1、CFTR；PC 患病风险是普通人群的 26~87 倍。

3）FAMMM 综合征（familial atypical multiple mole melanoma，家族性恶性黑色素瘤综合征）：相关基因为 CDKN2A；PC 患病风险是普通人群的 20~47 倍。

4）林奇综合征（Lynch syndrome）：相关基因为 MLH1、MSH2、MSH6、PMS2；PC 患病风险是普通人群的 9~11 倍。

5）遗传性乳腺癌和卵巢癌综合征：相关基因为 BRCA2、BRCA1、PLAB2；PC 患病风险是普通人群的 2.4~6 倍。

6）家族性腺瘤性息肉病（FAP）：相关基因为 APC；PC 患病风险是普通人群的 4.5 倍。

7）共济失调毛细血管扩张综合征：相关基因为 ATM；PC 患病风险是普通人群的 2.7 倍。

（4）家族性 PC：家族史是 PC 的危险因素，PC 患者在确诊时如已有两个或两个以上一级亲属被诊断为 PC，则认为疾病是家族性的。两个一级亲属被诊断为 PC，PC 患病风险是普通人群的 6.4 倍；三个以上，PC 患病风险则高达普通人群的 32 倍。

2 生活方式

（1）吸烟：吸烟是生活方式中与 PC 发病相关性最强的危险因素。

（2）饮酒：酒精摄入与 PC 发病也有适度关联。高酒精摄入量，尤其是酗酒显著增加 PC 风险；低酒精摄入和 PC 发病风险相关性不大。

（3）肥胖：肥胖会增加 PC 发病率和死亡率。BMI >30 增加 PC 发病风险，BMI 每增加 5 个单位，PC 发病风险增加 10%。胰腺脂肪浸润与胰腺上皮内瘤变的发生有关，后者又是胰腺导管腺癌的癌前病变。

3 损伤感染

（1）职业暴露：暴露于化学品和重金属，如杀虫剂、石棉、苯和氯化烃等环境中的从业者罹患 PC 的危险性增高。

（2）微生物：消化道链球菌数量减少和牙龈卟啉单胞菌数量增多会提高 PC 发病风险。另外，肝炎病毒感染也是 PC 的危险因素。

4 良性疾病

（1）糖尿病和（或）新发空腹血糖升高：长期慢性糖尿病病史增加 PC 发病风险，PC 患者平均在诊断前 30 ~ 36 个月会出现新发空腹血糖升高。

（2）慢性胰腺炎：慢性胰腺炎 PC 发病风险比正常人群高 13 倍，其中约 5% 最终发生 PC。

5 癌前病变

（1）胰腺上皮内瘤变、胰腺导管内乳头状黏液瘤（IPMN）、黏液性囊腺瘤等有一定癌变概率。

（2）CA19-9 升高：CA19-9 临界值为 37.0U/mL，可在 PC 确诊前 2 年就开始升高，PC 确诊前半年 CA19-9 升高的敏感性达 60%，可作为 PC 预警标志物。

第二节 预防

PC 预防是尽可能通过干预 PC 发病危险因素，降低 PC 发生概率。具体措施如下：

（1）积极戒烟，避免二手烟。

（2）避免酗酒。

（3）饮食

1）高糖饮料、饱和脂肪酸饮食与肥胖、糖尿病及 PC 发病的年轻趋势化有关，尽量避免这类饮食。

2）食用红肉（特别是在高温下烹饪）、加工肉类、油炸食品和其他含有亚硝胺的食物可能会增加 PC 风险，可能与肉类和亚硝酸盐中的致癌物质或用于保存加工肉类的 N-亚硝基化合物有关，尽量减少红肉和加工肉摄入。

3）叶酸摄入能降低 PC 发病风险，应增加饮食中维生素丰富的新鲜水果摄入。

4）提倡食用十字花科蔬菜，如青菜、白菜、萝卜及西兰花等。

5）控制饮食，均衡摄入营养，避免暴饮暴食和油腻高脂饮食。

（4）加强锻炼，合理释放压力，提倡户外有氧活动。

（5）生活有规律，少熬夜，规律作息，每天确保睡眠充足。

（6）PC 发生和肥胖有一定关系，体重一旦超标，要积极减肥，管住嘴、迈开腿，尽可能控制体重在合理范围。

（7）增强对化工行业暴露人员的保护，尽量不接触杀虫剂及除草剂，必要时采取防护措施。

（8）积极控制糖尿病。

（9）防止良性病恶化，有胰管结石、IPMN、黏液囊腺瘤或其他胰腺良性病应及时就医，定期检查。

（10）注重定期体检。

第三节　筛查

2019 年美国预防医学工作组提出：对无症状成年

人行PC筛查的潜在获益未超过潜在风险，不推荐对无症状成年人行PC筛查，而推荐对具有PC发病高度危险因素，一般是终生罹患PC风险高于5%的个体进行有针对性筛查。

1 筛查人群

（1）携带STK11/LKB1致病或可能致病胚系突变的所有个体。

（2）携带CDKN2A致病或可能致病胚系突变的所有个体。

（3）存在已知PC易感基因，如BRCA2、BRCA1、PALB2、ATM、MLH1、MSH2、MSH6等致病和（或）可能致病胚系突变，且同时至少有一个一级亲属被诊断为PC。

（4）家族内有两名及以上一级亲属PC个体（即使无已知致病/可能致病的胚系突变）。

（5）家族内有三名及以上一级和（或）二级亲属PC个体（即使无已知致病或可能致病胚系突变）。

2 筛查起始年龄

取决于基因变异情况和家族史。

（1）对携带STK11/LKB1或CDKN2A致病或可能致病胚系突变个体，筛查起始年龄为40岁；若同时有明确家族史，将家族中最早诊断PC年龄提前10年，两者中选取更年轻时间开始PC筛查。

（2）对携带其他PC易感基因致病或可能致病胚系变异个体，筛查起始年龄为45～50岁；若同时有明确家族史，将家族中最早诊断PC年龄提前10年，两者中选取更年轻时间开始PC筛查。

（3）对有PC家族史个体，即使无已知致病/可能致病的胚系突变，筛查起始年龄为50～55岁；若同时有明确家族史，将家族中最早诊断PC年龄提前10年，两者中选取更年轻时间开始PC筛查。

— 第四章 —

治疗

第一节 分期和整合评估

1 分期

胰腺癌第8版 AJCC-TNM 分期是目前临床上应用最广泛的分期系统（表4-1），能指导治疗并判断预后，准确性和实用性均较满意。但在如何更好平衡肿瘤大小与淋巴结转移的相关性，以及如何就肿瘤生物学因素进行优化等方面，结合国内外患者数据改良优化形成的"上海复旦版"胰腺癌分期，得到业内重视，进一步提高了对胰腺癌恶性行为的预判与认识。

表4-1 胰腺癌第8版 AJCC-TNM 分期

原发肿瘤（T）	Tx 原发肿瘤无法评估
	T0 无原发肿瘤证据
	Tis 原位癌
	T1 肿瘤最大径≤2cm
	T1a 肿瘤最大径≤0.5cm
	T1b 肿瘤最大径>0.5cm且<1cm

续表

原 发 肿 瘤 （T）	T1c 肿瘤最大径≥1cm且≤2cm		
	T2 肿瘤最大径>2cm且≤4cm		
	T3 肿瘤最大径>4cm		
	T4 肿瘤不论大小，累及腹腔干、肠系膜上动脉，和（或）肝总动脉		
区域淋巴结（N）	Nx 区域淋巴结无法评估		
	N0 无区域淋巴结转移		
	N1 1~3枚区域淋巴结转移		
	N2 4枚及以上区域淋巴结转移		
远 处 转 移 （M）	M0 无远处转移		
	M1 有远处转移		
分期			
0	Tis	N0	M0
ⅠA	T1	N0	M0
ⅠB	T2	N0	M0
ⅡA	T3	N0	M0
ⅡB	T1~3	N1	M0
Ⅲ	T1~3	N2	M0
	T4	任何N	M0
Ⅳ	任何T	任何N	M1

2　PC可切除性的解剖学评估

根治性（R0）切除是目前治疗PC最有效方法。PC在治疗前应进行MDT to HIM讨论，根据肿瘤与其周围重要血管的关系及远处转移情况，整合评估肿瘤的解剖学可切除性，并将其分为可切除、交界可切除、局部进展期和合并远处转移PC四类，此评估分类是PC治疗策略制订的基石（表4-2）。对怀疑有远处转移而高质量的CT/MRI仍无法确诊者，应行PET检查，必要时行腹腔镜探查。

表4-2 PC可切除性的解剖学评估

可切除状态	动脉	静脉
可切除	肿瘤未触及腹腔干、肠系膜上动脉或肝总动脉	肿瘤未触及肠系膜上静脉和门静脉，或侵犯但未超过180°，且静脉轮廓规则
交界可切除	胰头和胰颈部肿瘤：肿瘤触及肝总动脉，但未累及腹腔干或左右肝动脉起始部，可以被完全切除并重建；肿瘤触及肠系膜上动脉，但未超过180°；若存在变异的动脉解剖（如副肝右动脉、替代肝右动脉、替代肝总动脉，以及替代或副动脉的起源动脉），应明确是否肿瘤侵犯及侵犯程度，可能影响手术决策	胰头和胰颈部肿瘤：肿瘤触及肠系膜上静脉或门静脉超过180°，或触及虽未超过180°，但存在静脉轮廓不规则；或存在静脉血栓，切除后可进行安全的静脉重建；肿瘤触及下腔静脉
	胰体尾部肿瘤：肿瘤触及腹腔干未超过180°；肿瘤触及腹腔干超过180°，但未触及腹主动脉，且胃十二指肠动脉完整不受侵犯	胰体尾部肿瘤：肿瘤触及脾静脉门静脉汇入处，或触及门静脉左侧未超过180°，但存在静脉轮廓不规则；且有合适的近端或远端血管可用来进行安全的和完整的切除和静脉重建；肿瘤触及下腔静脉

可切除状态	动脉	静脉
局部进展期	胰头和胰颈部肿瘤：肿瘤触及肠系膜上动脉超过180°；肿瘤侵犯腹腔干超过180°；肿瘤触及肠系膜上动脉第一空肠支	胰头和胰颈部肿瘤：肿瘤触及或因栓塞（瘤栓或血栓）导致肠系膜上静脉或门静脉不可切除重建；肿瘤侵犯大部分肠系膜上静脉的近侧端空肠引流支
	胰体尾部肿瘤：肿瘤侵犯肠系膜上动脉或腹腔干超过180°；肿瘤侵犯腹腔干和腹主动脉	胰体尾部肿瘤：肿瘤侵犯或因栓塞（可能是瘤栓或血栓）导致肠系膜上静脉或门静脉不可切除重建
合并远处转移	远处转移（包括非区域淋巴结转移）	远处转移（包括非区域淋巴结转移）

PC可切除性评估，一则取决于肿瘤与血管间的解剖学关系，另则取决于术者和单位的主观判断、经验及技术水平。因此，不同中心在评估可切除性方面可能会存在差异。此外，鼓励临床医生在影像学资料评估基础上结合肿瘤生物学特性来判断PC可切除性。

3 体能状态评估

（1）PC体能状态评估尤为重要，可作为制订治疗策略的重要参考，并可能影响预后。

（2）体能状态评估一般用ECOG评分或KPS评分。

1）体能状态良好：ECOG评分0~1分；或KPS评

分>70分。

2）体能状态较好：ECOG评分0~2分；或KPS评分≥70分。

3）体能状态较差：ECOG评分>2分；或KPS评分<70分。

4 新辅助/转化治疗后的可切除性评估

（1）影像学评估：基于影像学检查结果的传统评价标准即实体肿瘤反应评估标准（RECIST），根据治疗前后CT或MRI所示靶病灶大小的变化评估疗效，具有直观、标准化及可操作性强等优势，但难以体现肿瘤异质性、细胞活性、血供、免疫细胞浸润等生物学属性。由于胰腺癌富含间质，新辅助治疗后肿瘤周围组织也会产生炎性反应及纤维化，即使新辅助治疗有效，肿瘤大小及重要血管的受累范围亦常无显著变化，RECIST常难对PC新辅助治疗的效果及肿瘤可切除性行准确评估。

（2）CA19-9是新辅助治疗后患者预后的独立预测因素，治疗后CA19-9水平下降>50%预后好，如能恢复至正常水平，则术后生存获益更显著。

（3）新辅助治疗后可切除性的评估和决策，应通过MDT to HIM讨论。

（4）对疾病初始表现为可切除或交界可切除者，

新辅助治疗后如CA19-9稳定或已降低且影像学检查未显示明显进展，则应行手术探查。对交界可切除患者，如肠系膜上静脉/门静脉累及或有血栓，只要能行血管重建，就可行手术探查。对累及动脉、周围软组织轻度增加的交界可切除患者，如临床其他表现改善（如体能状态、疼痛、营养状况），则不应被视为手术探查的禁忌证。

（5）对局部进展期患者，如CA19-9下降水平大于50%且临床症状改善，提示治疗有效，则应考虑行手术探查。

5 新辅助治疗后手术切除标本的病理学评估

（1）对PC新辅助治疗后切除标本的病理学结果可评估疗效及预后，指导后续治疗。

（2）有研究表明，病理学评估为完全反应或接近完全反应者的预后好于肿瘤广泛残存者。

（3）国际胰腺病理学家研究小组认为美国病理学会（CAP）改良的Ryan四级评分是迄今为止最合理的评分系统，因为它基于残留癌细胞的存在和数量，而不是完全依据肿瘤退缩，改良Ryan评分方案见表4-3。

表 4-3 改良 Ryan 评分方案

描述	评分
无癌细胞残留（完全反应）	0
单个或小簇状癌细胞残留（接近完全反应）	1
残余癌细胞伴显著肿瘤退缩，但多于单个或小簇状癌细胞（部分反应）	2
广泛癌细胞残存，肿瘤无明显退缩（反应差或无反应）	3

第二节 外科治疗

1 外科治疗的原则

（1）手术切除是 PC 获得治愈机会和长期生存的唯一有效方法，根治性手术范围包括原发肿瘤和区域淋巴结清扫，肿瘤位置、大小及其与周围重要血管的关系决定手术方式。对胰头和钩突部癌，需行胰十二指肠切除术（Whipple 术）；对胰体和胰尾部癌，需行胰体尾联合脾脏切除术；部分胰颈部癌或肿瘤累及范围大、胰腺内多发病灶者，可考虑全胰腺切除术。

（2）肿瘤的最佳切除入路和程序无统一标准，建议尽可能遵循无瘤原则和 No-touch 操作。Tamara 等比较两种开放胰十二指肠切除手术（传统手术和 No-touch 手术）对门静脉血 CTCs 的影响，结果发现传统手术组在肿瘤切除后有 83% 患者门静脉血中 CTCs 增多，而 No-touch 手术组无患者发现 CTCs 增多。

胰腺癌

第四章 治疗

025

2 术前减黄

（1）PC根治术前是否需减黄治疗

1）术前减黄治疗的必要性目前有争论，无明确术前减黄指标，多以血清总胆红素≥250μmol/L作为界限，但临床需根据实际情况，推荐经MDT to HIM讨论后综合判断。

2）高龄或体能状态较差者，若梗阻性黄疸时间较长，合并肝功能明显异常，或伴发热及胆管炎等感染表现，术前推荐先行减黄治疗。

3）术前拟行新辅助治疗的梗阻性黄疸患者，推荐先行减黄治疗。

（2）如何选择合理有效减黄方式

1）拟行减黄的患者推荐经ERCP下置入鼻胆管或支架，或行PTCD外引流。提倡尽量内引流减黄，有助于改善术前的消化及营养状态。

2）合并上消化道狭窄、梗阻等不能开展ERCP下支架置入的梗阻性黄疸患者，或ERCP下支架减黄失败、反复胆道感染的患者，推荐经PTCD减黄，其对术区影响小，引流效果确切，但胆汁流失不利于患者术前消化及营养状态改善。

3 PC根治术的淋巴结清扫范围

（1）胰十二指肠切除术和胰体尾联合脾脏切除术的淋巴结清扫范围分为标准清扫和扩大清扫，见表4-4。

表4-4 PC根治术的淋巴结清扫范围

手术方式	清扫范围	清扫淋巴结
胰十二指肠切除术	标准清扫	5、6、8a、12b、12c、13a、13b、14a、14b、17a、17b
	扩大清扫	上述范围 + 8p、9、12a、12p、14c、14d、16a2、16b1
胰体尾联合脾脏切除术	标准清扫	10、11p、11d、18
	扩大清扫	上述范围 + 8a、8p、9、14a、14b、14c、14d、16a2、16b1

（2）Kotb A等的Meta分析纳入既往关于淋巴结清扫范围的5项随机对照临床试验共724例胰头癌行胰十二指肠切除术的临床资料，结果显示，与标准淋巴结清扫组相比，扩大淋巴结清扫组患者生存期无明显延长。扩大淋巴结清扫对PC患者预后的改善尚存争论，除临床研究外，目前仍建议行标准淋巴结清扫。

（3）淋巴结清扫数目、阳性淋巴结和总淋巴结数比值与预后的相关性存在争议，但送检标本内一定数量的淋巴结有助于进行准确的N分期，并指导后续辅助治疗，建议清扫15枚以上淋巴结。

胰腺癌

第四章 治疗

4 根治性顺行模块化胰脾切除术（Radical Antegrade Modular Pancreatosplenectomy，RAMPS）在胰体尾癌中的应用

（1）RAMPS手术根据是否联合左肾上腺切除分为前RAMPS和后RAMPS。

（2）Zhou Q 等的 Meta 分析纳入了既往关于RAMPS与标准胰体尾癌根治术比较的5项回顾性临床共285例患者的资料，结果显示，两组术后并发症无明显区别，RAMPS组在R0切除率、淋巴结清扫及1年生存率方面具有优势，但两组术后复发无明显差别。

（3）RAMPS手术对胰体尾癌患者长期生存的影响仍有待临床研究证实，但因其理论上的合理性、操作上的可行性及围手术期的安全性，近年来应用日益广泛。

5 联合血管切除

（1）对仅肠系膜上静脉–门静脉累及且可切除重建的PC，如能达到 R0 切除，行联合肠系膜上静脉和（或）门静脉切除的胰十二指肠切除术，患者预后与无侵犯静脉行标准手术组无显著差异，明显优于仅行姑息手术的患者。

（2）静脉侵犯深度目前认为不影响静脉切除重建

患者预后，但需进一步临床研究论证。

（3）目前，尚无高级别证据支持PC根治术中联合动脉切除重建。

（4）如胰体尾癌根治术中可行安全的腹腔干切除，且有望获得R0切除，经 MDT to HIM 讨论评估后，可选手术切除。

（5）由于联合动脉切除的PC手术并发症及围术期死亡率均高于未联合动脉切除组，且根治性有限，手术指征选择应较联合静脉切除持更为审慎态度，不建议联合肠系膜上动脉切除重建。

6 腹腔镜和机器人手术

（1）腹腔镜胰十二指肠切除术（LPD）的安全性不断提高，但作为一种复杂、高风险手术，需要强调较长时间的学习曲线和专业训练。我国学者进行的前瞻性多中心随机对照临床研究评价LPD的安全性，结果显示，对完成学习曲线、技术成熟的术者，LPD 组住院时间显著短于开放手术组，两组围术期严重并发症发生率、术后90d内死亡率等差异无统计学意义。

（2）与开放手术相比，LPD"微创"优势已获证实，但"肿瘤学"获益效果仍需进一步验证。推荐开展临床研究或在大型专业中心由有经验胰腺外科医师实施此类手术。

（3）腹腔镜胰体尾切除术（LDP）的微创优势明显，在国内外广泛应用，但其"肿瘤学"获益仍需高级别证据证实。

（4）机器人手术与腹腔镜手术相比较，似在中转率有一定优势，在其余方面无明显差异。

（5）对存在明显胰外侵犯的PC开展腹腔镜和机器人手术尚有争议，需进一步总结。

7 PC手术标本的标准化检测和切缘状态评估

（1）在保障标本完整性前提下，提倡由外科和病理科医师合作完成胰十二指肠切除标本的标准化检测，对标本各个切缘分别进行标记及描述，以客观准确反映切缘状态。如联合肠系膜上静脉和（或）门静脉切除，应对静脉受累状况分别取材报告，具体见表4-5。

表4-5　PC手术切缘描述和静脉浸润深度的鉴定

切缘描述	浸润深度
胰腺前侧（腹侧）切缘	静脉壁外膜受累
胰腺后侧（背侧）切缘	
胰腺肠系膜上静脉沟槽切缘	
胰腺肠系膜上动脉切缘	累及静脉壁，但内膜未受累
胰腺断端	
胃切缘近端	
空肠切缘远端	
胆管切缘	累及静脉壁全层

（2）既往文献将切缘表面有无肿瘤细胞作为判断R0或R1切除的标准，以此标准，R0与R1切除患者预后差异无统计学意义。

（3）目前多采用以距切缘1mm内有无肿瘤浸润作为判断R0或R1切除的标准，即：距切缘1mm组织内如有肿瘤细胞浸润，为R1切除；如无肿瘤细胞浸润，为R0切除。以"1mm"为判断原则，R0与R1切除患者预后差异存在统计学意义。

（4）外科手术目的是达到R0切除，但由于胰腺的解剖特点及肿瘤的生物学行为，难以避免以R1切除为手术结果，但仍可改善患者预后。

（5）姑息性切除特指R2切除，对改善预后作用尚待评估。文献报道，与仅行姑息性短路手术比较，R2切除并未改善预后和生活质量，应予避免。

第三节 化疗

1 化疗原则

（1）化疗属于全身系统性治疗，可用于所有分期PC，包括术后辅助化疗，可切除和交界可切除PC的新辅助化疗，局部进展期、合并远处转移及复发PC的一线、后续化疗等。

（2）化疗前应进行MDT to HIM讨论，包括患者体能状态、肿瘤分期等，制订合理治疗目标。

（3）在化疗开始前应与患者讨论治疗目标，鼓励参与临床试验。

（4）对接受化疗患者需行密切随访。

2 常用化疗药物与化疗方案

PC常用化疗药物包括：氟尿嘧啶类（5-FU、卡培他滨、替吉奥），吉西他滨，铂类（顺铂、奥沙利铂），伊立替康类（伊立替康、脂质体伊立替康），白蛋白结合紫杉醇等。

PC常用化疗方案主要分四大类，具体如下：

（1）以吉西他滨为基础的化疗方案：

① 吉西他滨

② 吉西他滨+白蛋白结合紫杉醇

③ 吉西他滨+顺铂

（2）以氟尿嘧啶类为基础的化疗方案：

① 5-FU+亚叶酸

② 卡培他滨

③ 替吉奥

④ 5-FU+亚叶酸+奥沙利铂（OFF）

⑤ FOLFOX

⑥ 卡培他滨+奥沙利铂（CapeOx）

⑦ 5-FU+亚叶酸+伊立替康（FOLFIRI）

⑧ 5-FU+亚叶酸+脂质体伊立替康

⑨ FOLFIRINOX 和 改 良 FOLFIRINOX （mFOL-FIRINOX）

（3）吉西他滨联合氟尿嘧啶类的化疗方案：

① 吉西他滨+卡培他滨

② 吉西他滨+替吉奥

（4）其他化疗方案：

① PEXG（吉西他滨+卡培他滨+顺铂+表柔比星）

② 序贯化疗

3　化疗的应用

（1）辅助化疗：辅助化疗对 PC 术后具明确疗效，能防止或延缓肿瘤复发转移，提高术后生存率，应积极推荐术后辅助化疗。对未行新辅助化疗且术后身体恢复良好者，辅助化疗尽量在 8 周内进行。最新研究表明，适当延缓术后辅助化疗到 12 周并不影响预后。对那些接受过新辅助化疗者，辅助治疗方案应根据其对新辅助治疗的反应和其他临床考虑选择。

（2）可切除和交界可切除 PC 新辅助化疗：对新辅助治疗价值的理解正在逐渐发展，医疗技术正在向扩大切除范围方向发展，但新辅助治疗可否提高治愈率，尚需临床研究结果证实。新辅助化疗目的是筛选出根治性手术能获益者、提高 R0 切除率，降低淋巴结转移率，最终提高患者生存，有时也可与放疗联合使用。一般根据体能状态，优先选择ORR高的化疗方案，如FOLFIRINOX/mFOLFIRINOX（ECOG评分0~1分）或吉西他滨+白蛋白结合紫杉醇方案（ECOG评分0~2分）。

（3）局部进展期、合并远处转移及复发PC的一线、后线化疗：主要目的是延长生存，提高生活质量。部分患者经系统化疗，联合或不联合放疗后，也可达到手术切除标准。

第四节　放疗

1　放疗原则

（1）PC对X线的放射抵抗性较高，其毗邻空腔脏器不能耐受高剂量照射，因此，对PC是否进行放疗需由MDT to HIM整合评估后决定。

（2）放疗最好与化疗联合使用：

1）放疗期间常用吉西他滨或氟尿嘧啶类药物作为增敏剂，又称为同步化放疗。

2）放疗前强烈建议2~4个疗程的诱导化疗，以抑制潜在转移灶；并作为筛选患者手段，排除恶性程度高且已发生远处转移患者，避免不必要放疗。

（3）PC的放疗常用于6种临床情况：

1）辅助放疗；

2）可切除和交界可切除 PC 的新辅助放疗；

3）局部进展期；

4）局部复发 PC；

5）姑息性放疗；

6）术中放疗（Intraoperative Radiotherapy，IORT）。

2　常用放疗方案

（1）放疗（RT）

（2）化放疗（chemoradiation，CRT）

（3）三维适形放疗（3-D Conformal Radiation Therapy）

（4）调强适形放疗（Intensity-Modulated Radiation Therapy，IMRT）

（5）立体定向放疗（Stereotactic Body Radiation Therapy，SBRT）

（6）质子重离子

3　放疗应用

（1）辅助放疗：目前对术后辅助放疗的应用仍有争议。虽然尚无高级别证据支持，但多项回顾性大样本病例对照研究结果显示，对存在高危因素（如 R1 切除、淋巴结阳性或淋巴血管侵犯之一）患者，术后放疗有生存获益。2019年ASTRO指南建议：手术切除后的PC，对部分高危患者（高危临床特征包括淋巴结和切缘阳性，不管肿瘤在胰腺内定位如何），有条件地推荐采用常规分割放疗联合化疗。美国肿瘤放疗协会（RTOG）建议照射范围包括肿瘤床、胰肠吻合口及邻近淋巴结引流区（腹腔干、肠系膜上动脉、门静脉和腹主动脉周围）。但近年来多项基于术后局部复发部位的研究建议缩小照射靶区，仅需照射腹腔干和肠系膜上动脉起始段周围的高危复发区域，并避免照射胆肠吻合口和胰肠吻合口。放疗总剂量为45~46 Gy，分割剂量1.8~2.0 Gy/次，高危复发部位可加量。对切除术后接受辅助治疗的PC患者，建议全身化疗4~6个月后进行化放疗。

（2）可切除和交界可切除PC新辅助化放疗：目的是提高R0切除率，并使生存获益，推荐在诱导化疗后给予新辅助放疗。Ⅲ期PREOPANC研究，纳入246例可切除或交界可切除PC，其中119例术前接受过联合吉西他滨的新辅助化放疗，127例患者直接接受手术治疗，所有患者术后均给予吉西他滨辅助治疗。与直接手术相比，新辅助化放疗患者R0切除率明显提高（71.0% vs. 40.0%，P<0.01）；可切除亚组分析结果显示，新辅助化放疗+手术较直接手术并未延长中位OS（14.6个月 vs. 15.6个月，P=0.830）；但新辅助化放疗

延长了交界可切除亚组的中位 OS（17.6 个月 vs. 13.2 个月，P=0.029）。新辅助化放疗中的放疗尚无标准方案，常用总剂量为 45 ~ 54 Gy，1.8~2.0 Gy/次，每周照射 5 次。亦可采用总剂量 36 Gy，2.4 Gy/次，每周 5 次照射。

（3）局部进展期 PC 同步化放疗：强烈建议在 3~6 个月诱导化疗后进行，一般建议仅照射临床可见肿瘤，采用 SBRT 技术时，可依据影像学中可见肿瘤范围进行非均匀外扩，形成计划靶区，可能获得更好的局控效果。放疗剂量：常规分割放疗，总剂量为 45~54 Gy，1.8~2.0 Gy/次，每周 5 次。如肿瘤远离消化道，在不超过消化道耐受剂量前提下，放疗总剂量可相应提高。如肿瘤未侵犯消化道，或距消化道大于 1cm，可用 SBRT 技术，推荐分割剂量为 30~45 Gy/3 次，或 25~45 Gy/5 次。

（4）手术后局部肿瘤和（或）区域淋巴结复发的化放疗：对未接受过放疗患者，建议化疗后行同步化放疗。放疗靶区和剂量同"局部进展期 PC 的同步化放疗"。

（5）姑息性放疗：对选择性部分转移性 PC，推荐对原发或选定的转移病灶采取姑息性放疗，控制症状。①腹背疼痛：对原发病灶行放疗，放疗剂量为 25 ~ 36 Gy，分割剂量为 2.4~5.0 Gy/次。②对转移性病变

（如骨转移）行放疗，总剂量为30 Gy/10次照射，或SBRT单次8.0 Gy照射，或分次SBRT治疗。

（6）术中放疗：指在手术中切除肿瘤后对瘤床、淋巴引流区，或残存肿瘤，或不能切除的肿瘤，在术中直视下，给予一次性大剂量照射。由于是在直视下视野，能使肿瘤受到大剂量照射的同时保护周围正常组织，从而提高肿瘤局部控制率。但术中放疗目前尚未被大规模临床研究证实能提高PC生存率，该方面研究应在有条件的医院进行临床试验。

第五节　靶向和免疫治疗

1　靶向治疗

（1）厄洛替尼：是EGFR酪氨酸激酶抑制剂。早在2007年，厄洛替尼作为PC的第一个靶向治疗药物，与吉西他滨联用已被推荐作为局部进展期与合并远处转移PC的一线治疗，后续有研究提示KRAS野生型患者用厄洛替尼效果可能较好。但由于厄洛替尼的总体疗效不高，且后续辅助治疗临床研究为阴性结果，使厄洛替尼在PC的临床应用上并不广泛。

（2）后续其他靶向治疗研究：在厄洛替尼之后，又有许多靶向治疗临床研究，如抗血管生成治疗等，但结果均为阴性。

（3）奥拉帕利：2019 年 POLO 研究，针对携带 BRCA1/2 基因突变合并远处转移 PC，将 PARP 抑制剂奥拉帕利用于一线铂类化疗无进展后的维持治疗，PFS 从 3.8 个月延长至 7.4 个月，真正开启了 PC 靶向治疗新时代。

（4）泛瘤种的研究证实，对存在 NTRK 基因融合的局部进展期或合并远处转移的 PC 可选择拉罗替尼或恩曲替尼治疗。

（5）美国 MD 安德森癌症中心开展一项名为"了解您的肿瘤（KYT）"临床研究，观察其他瘤种中比较常见的基因变异如 HER2 扩增、ROS1 融合、BRAF-V600E 突变等对 PC 的治疗是否有疗效。结果显示：在具有可供治疗基因变异患者中，与未接受匹配治疗的患者相比，接受匹配治疗患者的生存期明显更长，死亡风险下降 52%；与没有致病突变的患者相比，接受匹配治疗患者的生存期也明显更长，死亡风险下降 66%，证实了 PC 靶向治疗的前景。

（6）目前也有更多靶向治疗药物临床试验将 PARP 抑制剂的治疗前移。

2 免疫治疗

（1）具有高度微卫星不稳定性（MSI-H）、错配修复缺陷（dMMR）或高突变负荷（TMB）分子特征的局部进展或合并远处转移的PC可选择PD-1单抗免疫治疗。

（2）目前，尚无证据表明使用免疫检查点抑制剂CTLA-4/PD-1/PD-L1抗体可使无上述分子特征的PC获益。

（3）PC总体来说还是免疫冷肿瘤，肿瘤的微环境处于免疫抑制状态。如何把免疫冷肿瘤变成热肿瘤，是近年来PC免疫治疗研究的热点。通过化疗、放疗、纳米刀等治疗提高免疫治疗疗效的临床研究正在进行中。

3 基因检测

（1）PC有4个主要驱动突变基因，主要是Kras，其次是TP53、SMAD4和CDKN2A，遗憾的是目前这4个主要突变基因尚无临床适用的靶向治疗药物。除此以外，还有一些突变频率不高的基因变异，但与PC发生及治疗疗效相关。随着PARP抑制剂应用成功，同源重组缺陷相关基因变异越来越引起临床重视。

（2）对任何确诊的PC，推荐使用全面的遗传性肿瘤基因谱行胚系突变检测。

（3）对致病性突变检测阳性或具有明确家族史的患者，推荐开展深入遗传分析评估（如详细调查疾病家族史等）。

（4）对接受治疗的局部进展期或合并远处转移的 PC 患者，推荐开展基于肿瘤组织样本的体细胞基因谱分析；对无法获得组织样本的病例，可行外周血 ctD-NA 检测。

（5）局部进展期或合并远处转移的 PC 患者均应进行 MSI/MMR/TMB 检测。

（6）国际癌症研究机构/美国医学遗传学与基因组学学会和胚系突变等位基因解读实证联盟将基因变异按照风险程度由高至低分为 5 级：致病性（5 级，致病可能性>0.99）；可能致病性（4 级，致病可能性为 0.95~0.99）；意义未明（3 级，致病可能性为 0.05~0.949）；可能良性（2 级，致病可能性为 0.001~0.049）；良性（1 级，致病可能性<0.001）。

第六节　其他治疗

1　营养支持治疗

（1）PC 可通过多种不同因素导致营养不良甚至恶病质发生，包括：①肿瘤相关全身因素，如脂肪组织生理学中的变化、全身炎症等；②胰腺功能改变的相关因素，如胰腺外分泌功能不全、胰腺内分泌功能改变等；③胰腺与其他消化器官密切相互作用的相关因素，如消化道梗阻、菌群紊乱等。

（2）营养支持治疗应贯穿PC治疗的始终。

（3）对体能状态较差的患者，优先推荐营养支持治疗。

（4）围术期及PC系统治疗期间也需选择合适的营养支持治疗。

2 疼痛治疗

（1）疼痛是绝大多数PC就诊时的主要症状。PC所致疼痛主要原因包括PC对周围神经的直接浸润、胰腺周围神经炎症、PC所致包膜张力增加以及胰头肿瘤致胰管压力增高。

（2）疼痛治疗以镇痛药物治疗为基础，常需手术、介入、神经阻滞、化疗、放疗、心理治疗等多学科合作和多方式联合。选择最佳镇痛治疗方法，首先需要明确疼痛原因。

（3）镇痛药物管理在PC疼痛治疗中尤为重要，需MDT to HIM讨论后按癌痛治疗三阶梯方法开展。

（4）阿片类制剂是PC疼痛治疗的基石，若阿片类药物不能控制疼痛或导致不能耐受的不良反应，推荐使用神经丛切断、EUS引导或CT引导下的神经丛消融术或无水酒精注射等。

（5）疼痛管理应达到的目标：充分镇痛、最优生存、最小不良反应、避免异常用药。

3 姑息治疗

（1）PC姑息治疗目的主要是缓解胆管和消化道梗阻，为其他治疗创造机会，改善生活质量，延长生存时间。

（2）对合并梗阻性黄疸的不可切除的PC，首选内镜胆道支架置入术。对支架留置失败或因其他原因无法行内镜治疗，可选择PTCD。

（3）姑息性胆肠吻合术仅适于因技术困难或存在禁忌无法通过内镜或PTCD减黄者。

（4）胰头癌合并消化道梗阻的治疗方式并未达成共识，开放或腹腔镜下胃空肠吻合术以及内镜下消化道支架置入等均为可行之选。对合并消化道梗阻的晚期PC，预计病人生存期较长且一般情况良好时，建议行胃空肠吻合术；预计生存期较短或一般情况较差无法耐受手术者，可行内镜下支架置入。

（5）对尚无消化道梗阻，但在外科手术探查中发现肿瘤无法根治性切除的PC患者，目前并无证据表明预防性胃空肠吻合术使患者获益，且可能增加围术期并发症而推迟全身系统治疗时间，故不建议行预防性胃空肠吻合术。

（6）对在外科探查术中发现肿瘤无法根治性切除或因消化道梗阻行胃空肠吻合术的患者，若同时合并胆道梗阻，可行姑息性胆肠吻合术或双旁路手术（胆肠吻合+胃空肠吻合术）。

4　纳米刀

（1）又称不可逆性电穿孔，该技术2011年被美国FDA批准用于临床，主要针对局部进展期PC。

（2）纳米刀的优势：消融时间短，治疗区域内神经、血管等重要组织得以保留，不受热岛效应影响，治疗彻底、治疗边界清晰，并有与免疫治疗协同的效果。

（3）2015年被中国FDA批准用于PC和肝癌的治疗，2021年国内亦发布纳米刀用于PC的专家共识。

5　中医药治疗

（1）中医药治疗是PC整合治疗的组成之一，与西医治疗相比，中医药并非着眼于直接杀灭癌细胞，而是注重于"扶正"调理。

（2）中医药可用于早期PC根治术后的巩固阶段，有助于促进机体功能恢复；用于中晚期PC姑息术后或放化疗后的联合或巩固或维持阶段，有助于增强机体抗癌能力，降低放化疗或靶向药物治疗毒性，改善症状，提高生活质量。

（3）在治疗思路上，西医更强调精准治疗，尽管会取得疗效，但相应副作用不容忽视。中医更强调宏观和整体观念，更注重"人"这个整体，相对西医靶向性比较模糊。

（4）中医可对PC在各个阶段进行辨证求因，审因论治，给出相应理法方药，且因人而异。将中医与西医治疗思路整合起来，不仅可弥补中医对PC本身微观认识的不足，更重要的是可以发挥它的长处，真正达到治病与救人的目的。

（5）中医药治疗PC证据不多，需要积极开展临床多中心试验研究。

6 介入治疗

（1）动脉内灌注化疗栓塞术：采用动脉内灌注化疗治疗PC的效果存在争议，临床操作中建议：①若见肿瘤供血动脉，超选后行灌注化疗。②若未见肿瘤供血动脉，建议胰头、胰颈部肿瘤经胃十二指肠动脉灌注化疗；而胰体尾部肿瘤则根据肿瘤范围、血管造影情况，经腹腔动脉、肠系膜上动脉或脾动脉灌注化疗。③对伴有肝转移者经肝固有动脉灌注化疗，若造影见肝内转移灶血供丰富，可联合栓塞治疗。

（2）晚期PC的其他相关介入治疗：可参考《晚期PC介入治疗临床操作指南》（试行）（第五版）。

7 针对间质的治疗

PC与其他恶性肿瘤有一个很大区别，就是间质丰富。因此，去间质治疗一直是PC研究热点，包括透明质酸酶抑制剂、Hedgehog信号阻断剂、基质金属蛋白酶抑制剂及肿瘤相关成纤维细胞去除剂等。

近年来最受关注的Ⅲ期临床研究就是聚乙二醇透明质酸酶α，但可惜的是，即使透明质酸高表达，聚乙二醇透明质酸酶α联合吉西他滨+白蛋白结合紫杉醇在合并远处转移PC中的疗效并不优于单纯化疗。

目前更多研究认为，PC间质是复杂且动态的结构，可能存在多个亚型，不同亚型对治疗的敏感性及预后可能不同，肿瘤相关成纤维细胞在其中发挥重要作用，多项针对肿瘤相关成纤维细胞治疗的临床研究正在开展中。

第七节 合并远处转移PC治疗的整合决策

1 治疗原则

（1）合并远处转移PC属于全身晚期肿瘤，不可切除，治疗以全身性系统治疗为主，如化疗。

（2）治疗前需行体能状态评估：分为体能状态良

好（ECOG评分0~1分）、体能状态较好（ECOG评分0~2分）和体能状态较差（ECOG评分>2分）。

（3）治疗前需获得病理学确诊：优先推荐对转移灶行穿刺活检，如转移灶无法获得，则建议行超声内镜穿刺原发灶。

（4）合并远处转移PC的总体疗效不佳，建议积极参与临床研究。

（5）合并远处转移PC建议开展基因检测和MSI/MMR/TMB检测，有助于指导最佳药物治疗方案并参与相关临床研究。

2 体能状态较好患者常用一线治疗方案

体能状态较好患者常用一线治疗方案：多选择联合用药方案。

（1）FOLFIRINOX / mFOLFIRINOX（体能状态良好）。

（2）吉西他滨+白蛋白结合紫杉醇（体能状态较好）。

（3）对存在BRCA1/2或PALB2基因突变者，推荐采用含铂类的化疗方案，如FOLFIRINOX/mFOLFIRI-NOX或者吉西他滨+顺铂。

（4）吉西他滨+替吉奥。

（5）吉西他滨+卡培他滨。

（6）吉西他滨+厄洛替尼。

（7）5-FU+亚叶酸+奥沙利铂（OFF）。

（8）卡培他滨+奥沙利铂（CapeOx）。

3 体能状态较差者常用一线治疗方案

体能状态较差者常用一线治疗方案：多选择单药方案。

（1）营养支持治疗。

（2）吉西他滨单药。

（3）替吉奥。

（4）卡培他滨。

（5）如基因检测有 NTRK 融合，可选拉罗替尼或恩曲替尼治疗；如具有高度微卫星不稳定性（MSI-H）、错配修复缺陷（dMMR）或高突变负荷（TMB）分子特征，可选 PD-1 单抗免疫治疗。

（6）姑息性放疗：合并远处转移 PC 一般不建议放疗，除非需行姑息性放疗止痛或原发病灶是唯一的病情进展部位。

4 维持治疗

（1）一线化疗 4~6 个月无进展，若体能状态较好，可考虑维持治疗。

（2）目前推荐的维持治疗方案，仅针对存在胚系

BRCA1/2基因突变者，经含铂方案化疗≥16周后肿瘤无进展，建议奥拉帕利维持治疗。

（3）另外，临床上尝试的其他维持方案有：① FOLFIRINOX 方案后用 FOLFIRI、FOLFOX 或卡培他滨维持治疗。② 吉西他滨联合白蛋白结合紫杉醇后，改变原方案用药间隔或单药吉西他滨维持治疗。③ 替吉奥联合白蛋白结合紫杉醇后用替吉奥维持治疗。④ 维持治疗的时间定义为持续至疾病进展或不良反应难以耐受。

5　二线治疗及多线治疗

（1）一线治疗后进展者，依据一线化疗方案、体能状态、并发症及不良反应等选择二线治疗方案。

（2）一般一线使用以吉西他滨为基础的化疗，则二线选择以氟尿嘧啶类为基础的化疗方案；而一线使用以氟尿嘧啶类为基础的化疗，则二线选择以吉西他滨为基础的化疗方案。

（3）如体能状态较好，二线化疗比单纯的支持治疗更有效。

（4）二线治疗后，是否继续开展后线治疗存在争议，尚无明确方案，建议参加临床研究。

6　外科治疗

（1）不推荐对合并远处转移 PC 行减瘤手术。

（2）部分合并远处寡转移灶（单个器官转移、转移灶数量≤3个）的PC，经一段时间系统化疗后，若肿瘤明显退缩且预计手术能达到R0切除，推荐参加手术切除的临床研究。

（3）对合并胆道或消化道梗阻的远处转移PC，优先考虑经内引流支架置入解除梗阻。若支架置入失败且患者体能状态尚可时，可考虑行姑息性旁路手术。

第八节 局部进展期PC治疗的整合决策

1 治疗原则

（1）局部进展期PC属于局部晚期肿瘤，不可切除，初始治疗不推荐手术切除，而以非手术治疗作为一线治疗。

（2）治疗前需行体能状态评估：体能状态良好（ECOG评分0~1分）、体能状态较好（ECOG评分0~2分）、体能状态较差（ECOG评分> 2分）。

（3）治疗前需获得病理学确诊：推荐超声内镜穿刺活检。

（4）局部进展期PC的总体疗效不佳，建议积极参与临床研究。

（5）局部进展期PC建议开展基因检测和MSI/MMR/TMB检测，有助于指导治疗方案并参与临床研究筛选。

2 体能状态较好者常用一线治疗方案

体能状态较好者常用一线治疗方案：基本同合并远处转移PC。

3 体能状态较差者常用一线治疗方案

体能状态较差者常用一线治疗方案：基本同合并远处转移PC。

4 二线治疗及多线治疗

（1）经系统性化疗3~6个月后疾病稳定，可考虑加用放疗。

（2）一线治疗后进展，依据一线化疗方案、体能状态、并发症及不良反应等选择二线治疗方案。

（3）一线使用以吉西他滨为基础的化疗，则二线选择以氟尿嘧啶类为基础的化疗；一线使用以氟尿嘧啶类为基础的化疗，则二线选择以吉西他滨为基础的化疗。

（4）如果体能状态较好，二线化疗比单纯的支持治疗更有效。

（5）二线治疗后，是否继续开展后线治疗存在争议，尚无明确方案，建议参加临床研究。

5 外科治疗

（1）近年来研究发现，有超过20%的局部进展期PC患者在一线治疗后通过转化能获得手术切除机会，且预后明显好于单纯化疗或化放疗。

（2）尽管目前对局部进展期PC手术切除还缺少随机对照研究，但仍推荐全身状况较好的局部进展期患者尝试转化治疗。

（3）局部进展期PC目前尚无最佳转化治疗方案，一般选择ORR较高的FOLFIRINOX/mFOLFIRINOX或者吉西他滨+白蛋白结合紫杉醇方案，结合放疗有可能提高R0切除率、提高病理反应率，但对生存影响还有争议，且放疗有可能会增加手术难度。

（4）转化治疗后出现以下情况：①CA19-9水平下降50%；②临床改善（即体能状态、疼痛、体重/营养状态改善）；③影像学评估PR或SD；④PET-CT代谢值下降30%以上，经MDT to HIM讨论可考虑手术切除，以腹腔镜探查为首选。

第九节 可切除PC治疗的整合决策

1 根治性切除手术

（1）术前评估：包括高危因素、体能状态、营养评估、黄疸等。

（2）无高危因素、无手术禁忌证患者推荐行根治性切除手术。

2 新辅助治疗在可切除 PC 中的应用

（1）新辅助治疗可提高可切除 PC 的 R0 切除率，降低淋巴结阳性率，但对提高总体生存的效应还未达成共识。加上目前 PC 对用新辅助治疗手段的总体有效率不高，部分患者可能会因新辅助治疗失败而错失根治性切除机会；而且新辅助治疗前的穿刺明确病理学诊断及减黄均为有创性操作，因此目前对所有可切除PC 常规开展新辅助治疗还持谨慎态度。

（2）对合并以下高危因素的可切除 PC，推荐开展新辅助治疗：①非常高的血清 CA19-9 水平；②肿瘤较大；③区域淋巴结较大；④体重明显减轻；⑤极度疼痛。

（3）但目前针对上述高危因素，尚缺乏统一的量化标准。

（4）2016 年中国抗癌协会胰腺癌专业委员会多学科临床研究协作学组（Chinese Study Group For Pancreatic Cancer，CSPAC）专家共识推荐术前 "CEA＋、CA125＋、CA19-9 ≥1000 U/ml" 的可切除 PC 开展新辅助治疗。

（5）液态活检标志物和能反应肿瘤代谢负荷的 PET 在评估高危因素方面显示潜在的临床应用前景。

3 新辅助治疗常用方案

（1）FOLFIRINOX/mFOLFIRINOX（体能状态良好者），或者吉西他滨+白蛋白结合紫杉醇（体能状态较好者）。

（2）对 BRCA1/2 或 PALB2 突变的患者，推荐采用含铂类化疗方案，如 FOLFIRINOX/mFOLFIRINOX 或吉西他滨+顺铂。

（3）吉西他滨+替吉奥。

（4）PEXG。

（5）吉西他滨单药。

（6）新辅助放疗：放疗在可切除 PC 新辅助治疗中的价值尚缺乏高质量临床研究，如准备开展新辅助放疗，通常建议在放疗前先接受诱导化疗。

4 新辅助治疗后的评估

（1）可切除 PC 的新辅助治疗一般为 2～4 个周期，在最后一次新辅助治疗后的 4～8 周内进行手术探查。

（2）新辅助治疗期间应密切监测血清肿瘤标志物变化和影像学检查，对新辅助治疗效果不佳患者可考虑及时进行手术干预。若疾病进展无法手术切除，应遵循不可切除PC的治疗原则。

5 辅助治疗在可切除PC中的应用

（1）根治性切除手术后的PC如无禁忌证，均推荐行辅助治疗。

（2）但也有文献报道，如果肿瘤小于1cm，即T1a和T1b的患者，辅助治疗似乎不能带来生存获益。

（3）术后体能状态恢复较好患者，辅助治疗起始时间尽可能控制在术后8周内；体能状态恢复较差的患者，辅助治疗时间可以延至术后12周，但需尽可能完成足够疗程（6~8个疗程）。

6 辅助治疗常用方案

（1）mFOLFIRINOX（体能状态良好者）。

（2）吉西他滨+卡培他滨。

（3）吉西他滨。

（4）替吉奥。

（5）5-FU+亚叶酸。

（6）APACT研究（国际性多中心Ⅲ期随机对照临床试验）结果显示，吉西他滨+白蛋白结合紫杉醇方案可延长PC根治术后病人OS，亚组分析结果显示，T3期合并淋巴结转移者更明显，可将其作为辅助化疗的备选方案。

（7）新辅助化疗后接受序贯根治手术且术后无复发或转移证据的可切除 PC，建议经 MDT to HIM 评估后决定是否继续开展辅助化疗，参考前期新辅助化疗效果或临床研究结论制定化疗方案。

（8）辅助放疗：目前对于术后辅助放疗的应用仍有争议。对术后有肿瘤残留或有淋巴结转移者，建议术后行辅助放疗。虽无高级别证据支持，但多项回顾性大样本病例对照研究结果显示，对于存在高危因素（如 R1 切除、淋巴结阳性或淋巴血管侵犯之一）的患者，术后放疗可获得生存获益。

第十节　交界可切除 PC 治疗的整合决策

1　外科治疗

（1）交界可切除 PC 患者直接手术可能导致切缘阳性（R1/2），影响预后。研究结果证实，新辅助治疗能提高肿瘤的 R0 切除率、降低淋巴结转移率、减少神经和血管浸润、延长患者无瘤生存时间；此外，新辅助治疗有助于评估肿瘤的生物学行为，若在新辅助治疗期间病情进展，则预示肿瘤的生物学行为较差，难以从手术中获益。因此，针对体能状态较好的交界可切除 PC 患者，推荐先给予新辅助治疗。

（2）对于新辅助治疗后序贯手术切除的患者，联合静脉切除如能达到 R0 根治，则患者的生存获益与可切除患者相当。联合动脉切除对患者预后的改善存在争论，尚需前瞻性大样本的数据评价。

（3）不推荐对这部分患者行姑息性 R2 切除，特殊情况如止血等挽救生命时除外。

（4）关于交界可切除 PC 的治疗策略，目前缺乏大型临床研究数据支持，鼓励参与临床研究。

2 新辅助治疗常用方案

新辅助治疗常用的方案：化疗方案基本同可切除胰腺癌。

（1）FOLFIRINOX/mFOLFIRINOX（体能状态良好者）。

（2）吉西他滨+白蛋白结合紫杉醇（体能状态较好者）。

（3）对 BRCA1/2 或 PALB2 突变的患者，推荐采用含铂类的化疗方案，如 FOLFIRINOX/mFOLFIRINOX 或者吉西他滨+顺铂。

（4）吉西他滨+替吉奥。

（5）新辅助放疗：放疗在交界可切除胰腺癌患者新辅助治疗中的价值尚缺乏高质量临床研究佐证，如果准备开展新辅助放疗，常建议在放疗前先接受诱导化疗。

3 新辅助治疗后的评估

（1）目前，对新辅助治疗的周期也无明确标准，一般推荐 2~4 个周期的新辅助治疗，根据治疗前后肿瘤大小、肿瘤标记物、临床表现及体能状态的变化等，由 MDT to HIM 进行疗效评估。新辅助治疗后病情无进展者，即使影像学检查未发现肿瘤降期，也应行手术探查。首选腹腔镜探查，在排除远处转移后应争取根治性切除。

（2）经新辅助治疗后疾病进展或仍无法根治性切除的患者，按不可切除 PC 的化疗原则继续化疗。

4 辅助治疗

（1）交界可切除 PC 术前都经过新辅助治疗，术后经 MDT to HIM 评估后再决定是否追加辅助化疗。

（2）辅助化疗方案参考对新辅助化疗的效果或临床研究结论制定，依据患者体能状态选择新辅助化疗常用方案。

第五章

康复

第一节　术后康复

　　PC根治性切除术后需要在饮食、休息、活动等多方面加以注意，才能获得良好的术后康复效果。PC术后，特别是胰十二指肠切除或全胰腺切除术后，饮食需要从流质、半流质向软食、正常饮食逐步过渡，可根据消化吸收情况辅助服用一段时间的胰酶胶囊，以帮助食物特别是脂肪类食物的消化；同时还需注意密切监测血糖，控制血糖的稳定。

　　在日常生活中，PC患者应放松心情，保持良好心态，养成规律作息习惯，避免熬夜和过度疲劳，同时还应进行适当的锻炼，增强自身抵抗力。

　　术后良好康复能帮助患者更好地耐受术后辅助治疗，同时提高免疫力，减少术后复发机会。

第二节　术后随访

　　术后随访是通过定期应用血清肿瘤标志物和影像

学检查等方法尽可能早地发现局部复发或远处转移，并及时予以治疗。

术后第1年，建议每3个月随访1次；第2~3年，每3~6个月随访1次；之后每6个月随访1次，随访时间至少5年。PC根治切除术后的复发率接近80%，即使生存时间超过5年的患者也会出现复发。

随访项目除病史和体征外，包括血常规、血生化、血清肿瘤标志物，胸部CT、全腹部（包括盆腔）增强CT等检查。怀疑肝转移或骨转移者，加行肝脏增强MRI和骨扫描，必要时行PET进一步检查。近年来，液态活检标志物在根治性切除术后随访中能更早发现复发转移的价值开始得到重视。

随访期间除监测肿瘤复发外，还应特别关注其他手术相关远期并发症如胰腺内外分泌功能、营养状态等，最大限度改善患者生活质量。

第三节　术后复发的治疗

PC根治性切除术后接近80%的患者会出现复发，大多数复发发生在手术后2年内。复发包括：局部复发和远处转移。局部复发定义为残余胰腺或手术床的复发，如沿腹腔干、肠系膜上动脉、主动脉或胰空肠吻合部位周围的软组织。远处转移分为三个类型：单纯肝转移、单纯肺转移和其他类型转移。

Tanaka等荟萃分析了89个研究共17313例PC根治性切除患者，发现20.8%的患者初次复发为局部复发，平均OS为19.8个月；26.5%的患者初次复发为单纯肝转移，平均OS为15.0个月；11.4%的患者初次复发为单纯肺转移，平均OS为30.4个月；13.5%的患者初次复发为腹膜播散，平均OS为14.1个月。

PC根治性切除术后出现复发，常预后不佳，但仍有相当多患者保持较好的体能状态，可以接受进一步治疗。复发治疗应经MDT to HIM讨论，以制订个体化的整合治疗方案，可参考"中华医学会肿瘤学分会PC早诊早治专家共识"。

1 局部复发（不伴远处转移）

（1）治疗可参考"局部进展期胰腺癌"。

（2）推荐化疗或化疗联合化放疗。

（3）孤立局部复发病灶，技术上预计可行R0切除的患者，可考虑手术。

（4）需鉴别新发的PC，若肿物可切除，且体力状况可耐受手术，可按初次手术处理。

2 远处转移（伴或不伴局部复发）

（1）治疗可参考"合并远处转移的PC"。

（2）术后早期出现的转移（一般指2年内）

1）应以全身治疗为主，如化疗。

2）全身治疗方案依据：患者体能状态、疾病进展及相关症状、前次化疗累积毒性、初始化疗效果、前次化疗间隔时间。

（3）术后晚期出现的转移（一般指2年后）

1）多发转移：应以全身治疗为主，如化疗。全身治疗效果好再考虑辅以局部治疗。

2）孤立转移：如患者全身状况允许，可考虑局部治疗，如手术、放疗、消融治疗等，局部治疗前或后辅以全身治疗。既往未接受过放疗且可以接受系统化疗，可考虑复发区域同步放化疗。通常PC单纯肺转移的预后较其他部位转移预后好，对孤立或局限的肺部寡转移、化疗反应较好、有望获R0切除的肿瘤复发者，可以考虑手术切除或局部治疗。

参考文献

[1] KHALAF N，EL-SERAG H B，ABRAMS H R，et al. Burden of Pancreatic Cancer: From Epidemiology to Practice [J]. Clinical gastroenterology and hepatology: the official clinical practice journal of the American Gastroenterological Association, 2021, 19 (5): 876-84.

[2] The global, regional, and national burden of pancreatic cancer and its attributable risk factors in 195 countries and territories, 1990-2017: a systematic analysis for the Global Burden of Disease Study 2017 [J]. The lancet Gastroenterology & hepatology, 2019, 4 (12): 934-47.

[3] CHEN W，ZHENG R，BAADE P D，et al. Cancer statistics in China, 2015 [J]. CA: a cancer journal for clinicians, 2016, 66 (2): 115-32.

[4] JEMAL A，SIEGEL R，XU J，et al. Cancer Statistics, 2010 [J]. CA: a cancer journal for clinicians, 2010, 60 (5): 277-300.

[5] SIEGEL R L，MILLER K D，SAUER A G，et al. Colorectal cancer statistics, 2020 [J]. CA: a cancer journal for clinicians, 2020, 70 (5): 277-300.

[6] SIEGEL R L，MILLER K D，FUCHS H E，et al. Cancer Statistics, 2021 [J]. CA: a cancer journal for clinicians, 2021, 71 (1): 7-33.

[7] PORUK K E，GAY D Z，BROWN K，et al. The clinical utility of CA 19-9 in pancreatic adenocarcinoma: diagnostic and prognostic updates [J]. Current molecular medicine, 2013, 13 (3): 340-51.

[8] LUO G，JIN K，DENG S，et al. Roles of CA19-9 in pancreatic cancer: Biomarker, predictor and promoter [J]. Biochimica et

biophysica acta Reviews on cancer, 2021, 1875 (2):
188409.

[9] LUO G, GUO M, JIN K, et al. Optimize CA19-9 in detecting
pancreatic cancer by Lewis and Secretor genotyping [J]. Pancre-
atology: official journal of the International Association of Pan-
creatology (IAP) [et al], 2016, 16 (6): 1057-62.

[10] MENG Q, SHI S, LIANG C, et al. Diagnostic and prognostic
value of carcinoembryonic antigen in pancreatic cancer: a sys-
tematic review and meta-analysis [J]. OncoTargets and thera-
py, 2017, 10: 4591-8.

[11] MENG Q, SHI S, LIANG C, et al. Diagnostic Accuracy of a
CA125-Based Biomarker Panel in Patients with Pancreatic
Cancer: A Systematic Review and Meta-Analysis [J]. Journal
of Cancer, 2017, 8 (17): 3615-22.

[12] GU Y L, LAN C, PEI H, et al. Applicative Value of Serum
CA19-9, CEA, CA125 and CA242 in Diagnosis and Progno-
sis for Patients with Pancreatic Cancer Treated by Concurrent
Chemoradiotherapy [J]. Asian Pacific journal of cancer preven-
tion: APJCP, 2015, 16 (15): 6569-73.

[13] ZHU Y, ZHANG H, CHEN N, et al. Diagnostic value of vari-
ous liquid biopsy methods for pancreatic cancer: A systematic
review and meta-analysis [J]. Medicine, 2020, 99 (3):
e18581.

[14] PENG C, WANG J, GAO W, et al. Meta-analysis of the Di-
agnostic Performance of Circulating MicroRNAs for Pancreatic
Cancer [J]. International journal of medical sciences, 2021,
18 (3): 660-71.

[15] YANG Z, LARIVIERE M J, KO J, et al. A Multianalyte Pan-
el Consisting of Extracellular Vesicle miRNAs and mRNAs,
cfDNA, and CA19-9 Shows Utility for Diagnosis and Staging
of Pancreatic Ductal Adenocarcinoma [J]. Clinical cancer re-

search: an official journal of the American Association for Cancer Research, 2020, 26 (13): 3248-58.

[16] HOU J, LI X, XIE K P. Coupled liquid biopsy and bioinformatics for pancreatic cancer early detection and precision prognostication [J]. Molecular cancer, 2021, 20 (1): 34.

[17] HARRINGTON K A, SHUKLA-DAVE A, PAUDYAL R, et al. MRI of the Pancreas [J]. Journal of magnetic resonance imaging: JMRI, 2021, 53 (2): 347-59.

[18] ALABOUSI M, MCINNES M D, SALAMEH J P, et al. MRI vs. CT for the Detection of Liver Metastases in Patients With Pancreatic Carcinoma: A Comparative Diagnostic Test Accuracy Systematic Review and Meta-Analysis [J]. Journal of magnetic resonance imaging: JMRI, 2021, 53 (1): 38-48.

[19] HONG S B, CHOI S H, KIM K W, et al. Meta-analysis of MRI for the diagnosis of liver metastasis in patients with pancreatic adenocarcinoma [J]. Journal of magnetic resonance imaging: JMRI, 2020, 51 (6): 1737-44.

[20] BORASCHI P, DONATI F, CERVELLI R, et al. Secretin-stimulated MR cholangiopancreatography: spectrum of findings in pancreatic diseases [J]. Insights into imaging, 2016, 7 (6): 819-29.

[21] AL-HAWARY M M, FRANCIS I R, CHARI S T, et al. Pancreatic ductal adenocarcinoma radiology reporting template: consensus statement of the Society of Abdominal Radiology and the American Pancreatic Association [J]. Radiology, 2014, 270 (1): 248-60.

[22] QUE R, CHEN Y, TAO Z, et al. Diffusion-weighted MRI versus FDG-PET/CT for diagnosing pancreatic cancer: an indirect comparison meta-analysis [J]. Acta radiologica (Stockholm, Sweden: 1987), 2020, 61 (11): 1473-83.

[23] IKEMOTO J, SERIKAWA M, HANADA K, et al. Clinical

Analysis of Early-Stage Pancreatic Cancer and Proposal for a New Diagnostic Algorithm: A Multicenter Observational Study [J]. Diagnostics (Basel, Switzerland), 2021, 11 (2): 287.

[24] PSAR R, URBAN O, CERNA M, et al. Improvement of the Diagnosis of Isoattenuating Pancreatic Carcinomas by Defining their Characteristics on Contrast Enhanced Computed Tomography and Endosonography with Fine-Needle Aspiration (EUS-FNA) [J]. Diagnostics (Basel, Switzerland), 2021, 11 (5): 776.

[25] SHI S, LIANG C, XU J, et al. The Strain Ratio as Obtained by Endoscopic Ultrasonography Elastography Correlates With the Stroma Proportion and the Prognosis of Local Pancreatic Cancer [J]. Annals of surgery, 2020, 271 (3): 559-65.

[26] ISHII Y, SERIKAWA M, TSUBOI T, et al. Role of Endoscopic Ultrasonography and Endoscopic Retrograde Cholangiopancreatography in the Diagnosis of Pancreatic Cancer [J]. Diagnostics (Basel, Switzerland), 2021, 11 (2): 238.

[27] YOUSAF M N, EHSAN H, WAHAB A, et al. Endoscopic retrograde cholangiopancreatography guided interventions in the management of pancreatic cancer [J]. World journal of gastrointestinal endoscopy, 2020, 12 (10): 323-40.

[28] TAKADATE T, MORIKAWA T, ISHIDA M, et al. Staging laparoscopy is mandatory for the treatment of pancreatic cancer to avoid missing radiologically negative metastases [J]. Surgery today, 2021, 51 (5): 686-94.

[29] HUANG J, LOK V, NGAI C H, et al. Worldwide Burden of, Risk Factors for, and Trends in Pancreatic Cancer [J]. Gastroenterology, 2021, 160 (3): 744-54.

[30] SHINDO K, YU J, SUENAGA M, et al. Deleterious Germline Mutations in Patients With Apparently Sporadic Pancreatic Adenocarcinoma [J]. Journal of clinical oncology: official

journal of the American Society of Clinical Oncology, 2017, 35 (30): 3382-90.

[31] HU C, HART S N, POLLEY E C, et al. Association Between Inherited Germline Mutations in Cancer Predisposition Genes and Risk of Pancreatic Cancer [J]. Jama, 2018, 319 (23): 2401-9.

[32] HU C, LADUCA H, SHIMELIS H, et al. Multigene Hereditary Cancer Panels Reveal High-Risk Pancreatic Cancer Susceptibility Genes [J]. JCO precision oncology, 2018, 2: PO.17.00291.

[33] LLACH J, CARBALLAL S, MOREIRA L. Familial Pancreatic Cancer: Current Perspectives [J]. Cancer management and research, 2020, 12: 743-58.

[34] BENZEL J, FENDRICH V. Familial Pancreatic Cancer [J]. Oncology research and treatment, 2018, 41 (10): 611-8.

[35] MOLINA-MONTES E, VAN HOOGSTRATEN L, GOMEZ-RUBIO P, et al. Pancreatic Cancer Risk in Relation to Lifetime Smoking Patterns, Tobacco Type, and Dose-Response Relationships [J]. Cancer epidemiology, biomarkers & prevention: a publication of the American Association for Cancer Research, cosponsored by the American Society of Preventive Oncology, 2020, 29 (5): 1009-18.

[36] WANG Y T, GOU Y W, JIN W W, et al. Association between alcohol intake and the risk of pancreatic cancer: a dose-response meta -analysis of cohort studies [J]. BMC cancer, 2016, 16: 212.

[37] PANG Y, HOLMES M V, GUO Y, et al. Smoking, alcohol, and diet in relation to risk of pancreatic cancer in China: a prospective study of 0.5 million people [J]. Cancer medicine, 2018, 7 (1): 229-39.

[38] KRUPA-KOTARA K, DAKOWSKA D. Impact of obesity on

risk of cancer [J]. Central European journal of public health, 29（1）: 38-44.

[39] REBOURS V, GAUJOUX S, D'ASSIGNIES G, et al. Obesity and Fatty Pancreatic Infiltration Are Risk Factors for Pancreatic Precancerous Lesions （PanIN）[J]. Clinical cancer research: an official journal of the American Association for Cancer Research, 2015, 21（15）: 3522-8.

[40] ANTWI S O, ECKERT E C, SABAQUE C V, et al. Exposure to environmental chemicals and heavy metals, and risk of pancreatic cancer [J]. Cancer causes & control: CCC, 2015, 26（11）: 1583-91.

[41] LIU X, ZHANG Z H, JIANG F. Hepatitis B virus infection increases the risk of pancreatic cancer: a meta-analysis [J]. Scandinavian journal of gastroenterology, 2021, 56（3）: 252-8.

[42] ARAFA A, ESHAK E S, ABDEL RAHMAN T A, et al. Hepatitis C virus infection and risk of pancreatic cancer: A meta-analysis [J]. Cancer epidemiology, 2020, 65: 101691.

[43] SHARMA A, SMYRK T C, LEVY M J, et al. Fasting Blood Glucose Levels Provide Estimate of Duration and Progression of Pancreatic Cancer Before Diagnosis [J]. Gastroenterology, 2018, 155（2）: 490-500.e2.

[44] KIRKEGåRD J, MORTENSEN F V, CRONIN-FENTON D. Chronic Pancreatitis and Pancreatic Cancer Risk: A Systematic Review and Meta-analysis [J]. The American journal of gastroenterology, 2017, 112（9）: 1366-72.

[45] OYAMA H, TADA M, TAKAGI K, et al. Long-term Risk of Malignancy in Branch-Duct Intraductal Papillary Mucinous Neoplasms [J]. Gastroenterology, 2020, 158（1）: 226-37. e5.

[46] FAHRMANN J F, SCHMIDT C M, MAO X, et al. Lead-

Time Trajectory of CA19-9 as an Anchor Marker for Pancreatic Cancer Early Detection [J]. Gastroenterology，2021，160（4）：1373-83.e6.

[47] SUNG H，SIEGEL R L，ROSENBERG P S，et al. Emerging cancer trends among young adults in the USA：analysis of a population-based cancer registry [J]. The Lancet Public health，2019，4（3）：e137-e47.

[48] ZHAO Z，YIN Z，PU Z，et al. Association Between Consumption of Red and Processed Meat and Pancreatic Cancer Risk：A Systematic Review and Meta-analysis [J]. Clinical gastroenterology and hepatology：the official clinical practice journal of the American Gastroenterological Association，2017，15（4）：486-93.e10.

[49] FU H，ZENG J，LIU C，et al. Folate Intake and Risk of Pancreatic Cancer：A Systematic Review and Updated Meta-Analysis of Epidemiological Studies [J]. Digestive diseases and sciences，2021，66（7）：2368-79.

[50] MORRISON M E W，HOBIKA E G，JOSEPH J M，et al. Cruciferous vegetable consumption and pancreatic cancer：A case-control study [J]. Cancer epidemiology，2021，72：101924.

[51] GARCIA D I，HURST K E，BRADSHAW A，et al. High-Fat Diet Drives an Aggressive Pancreatic Cancer Phenotype [J]. The Journal of surgical research，2021，264：163-72.

[52] BEHRENS G，JOCHEM C，SCHMID D，et al. Physical activity and risk of pancreatic cancer：a systematic review and meta-analysis [J]. European journal of epidemiology，2015，30（4）：279-98.

[53] XIAO Q，JONES R R，JAMES P，et al. Light at Night and Risk of Pancreatic Cancer in the NIH-AARP Diet and Health Study [J]. Cancer research，2021，81（6）：1616-22.

[54] VEGE S S, ZIRING B, JAIN R, et al. American gastroentero-logical association institute guideline on the diagnosis and man-agement of asymptomatic neoplastic pancreatic cysts [J]. Gas-troenterology, 2015, 148（4）: 819-22; quize12-3.

[55] KOGEKAR N, DIAZ K E, WEINBERG A D, et al. Surveil-lance of high-risk individuals for pancreatic cancer with EUS and MRI: A meta-analysis [J]. Pancreatology: official journal of the International Association of Pancreatology（IAP）[et al], 2020, 20（8）: 1739-46.

[56] OWENS D K, DAVIDSON K W, KRIST A H, et al. Screen-ing for Pancreatic Cancer: US Preventive Services Task Force Reaffirmation Recommendation Statement [J]. Jama, 2019, 322（5）: 438-44.

[57] GOGGINS M, OVERBEEK K A, BRAND R, et al. Manage-ment of patients with increased risk for familial pancreatic can-cer: updated recommendations from the International Cancer of the Pancreas Screening（CAPS）Consortium [J]. Gut, 2020, 69（1）: 7-17.

[58] ASLANIAN H R, LEE J H, CANTO M I. AGA Clinical Prac-tice Update on Pancreas Cancer Screening in High-Risk Indi-viduals: Expert Review [J]. Gastroenterology, 2020, 159 （1）: 358-62.

[59] ALLEN P J, KUK D, CASTILLO C F, et al. Multi-institu-tional Validation Study of the American Joint Commission on Cancer（8th Edition）Changes for T and N Staging in Patients With Pancreatic Adenocarcinoma [J]. Annals of surgery, 2017, 265（1）: 185-91.

[60] VAN ROESSEL S, KASUMOVA G G, VERHEIJ J, et al. In-ternational Validation of the Eighth Edition of the American Joint Committee on Cancer（AJCC）TNM Staging System in Patients With Resected Pancreatic Cancer [J]. JAMA surgery,

2018，153（12）：e183617.

[61] SHI S，HUA J，LIANG C，et al. Proposed Modification of the 8th Edition of the AJCC Staging System for Pancreatic Ductal Adenocarcinoma [J]. Annals of surgery，2019，269（5）：944-50.

[62] HU H，QU C，TANG B，et al. Validation and modification of the AJCC 8th TNM staging system for pancreatic ductal adenocarcinoma in a Chinese cohort：A nationwide pancreas data center analysis [J]. Chinese journal of cancer research = Chung-kuo yen cheng yen chiu，2021，33（4）：457-69.

[63] 樊代明. 整合肿瘤学·临床卷·腹部盆腔肿瘤分册[M]. 北京：科学出版社，2021.

[64] WAINBERG Z A，FEENEY K，LEE M A，et al. Meta-analysis examining overall survival in patients with pancreatic cancer treated with second-line 5-fluorouracil and oxaliplatin-based therapy after failing first－line gemcitabine-containing therapy：effect of performance status and comparison with other regimens [J]. BMC cancer，2020，20（1）：633.

[65] COLLOCA G. Performance status as prognostic factor in phase III trials of first-line chemotherapy of unresectable or metastatic pancreatic cancer：A trial-level meta-analysis [J]. Asia-Pacific journal of clinical oncology，2021.

[66] YANG H K，PARK M S，CHOI M，et al. Systematic review and meta-analysis of diagnostic performance of CT imaging for assessing resectability of pancreatic ductal adenocarcinoma after neoadjuvant therapy：importance of CT criteria [J]. Abdominal radiology（New York），2021，46（11）：5201-17.

[67] ZINS M，MATOS C，CASSINOTTO C. Pancreatic Adenocarcinoma Staging in the Era of Preoperative Chemotherapy and Radiation Therapy [J]. Radiology，2018，287（2）：374-90.

[68] TSAI S，GEORGE B，WITTMANN D，et al. Importance of

胰
腺
癌

参
考
文
献

Normalization of CA19-9 Levels Following Neoadjuvant Therapy in Patients With Localized Pancreatic Cancer [J]. Annals of surgery, 2020, 271 (4): 740-7.

[69] YE C, SADULA A, REN S, et al. The prognostic value of CA19-9 response after neoadjuvant therapy in patients with pancreatic cancer: a systematic review and pooled analysis [J]. Cancer chemotherapy and pharmacology, 2020, 86 (6): 731-40.

[70] JANSSEN B V, TUTUCU F, VAN ROESSEL S, et al. Amsterdam International Consensus Meeting: tumor response scoring in the pathology assessment of resected pancreatic cancer after neoadjuvant therapy [J]. Modern pathology: an official journal of the United States and Canadian Academy of Pathology, Inc, 2021, 34 (1): 4-12.

[71] HARTWIG W, GLUTH A, HINZ U, et al. Total pancreatectomy for primary pancreatic neoplasms: renaissance of an unpopular operation [J]. Annals of surgery, 2015, 261 (3): 537-46.

[72] GALL T M, JACOB J, FRAMPTON A E, et al. Reduced dissemination of circulating tumor cells with no-touch isolation surgical technique in patients with pancreatic cancer [J]. JAMA surgery, 2014, 149 (5): 482-5.

[73] KOTB A, HAJIBANDEH S, HAJIBANDEH S, et al. Meta-analysis and trial sequential analysis of randomised controlled trials comparing standard versus extended lymphadenectomy in pancreatoduodenectomy for adenocarcinoma of the head of pancreas [J]. Langenbeck's archives of surgery, 2021, 406 (3): 547-61.

[74] ZHOU Q, FENGWEI G, GONG J, et al. Assessement of post-operative long-term survival quality and complications associated with radical antegrade modular pancreatosplenectomy and

distal pancreatectomy: a meta-analysis and systematic review [J]. BMC surgery, 2019, 19 (1): 12.

[75] RAMACCIATO G, NIGRI G, PETRUCCIANI N, et al. Pancreatectomy with Mesenteric and Portal Vein Resection for Borderline Resectable Pancreatic Cancer: Multicenter Study of 406 Patients [J]. Annals of surgical oncology, 2016, 23 (6): 2028-37.

[76] KASUMOVA G G, CONWAY W C, TSENG J F. The Role of Venous and Arterial Resection in Pancreatic Cancer Surgery [J]. Annals of surgical oncology, 2018, 25 (1): 51-8.

[77] RATNAYAKE C B B, SHAH N, LOVEDAY B, et al. The Impact of the Depth of Venous Invasion on Survival Following Pancreatoduodenectomy for Pancreatic Cancer: a Meta-analysis of Available Evidence [J]. Journal of gastrointestinal cancer, 2020, 51 (2): 379-86.

[78] LU L, TIANXIANG L, WANXIA H, et al. Distal pancreatectomy with En-bloc celiac axis resection for locally advanced pancreatic body/tail cancer: A systematic review and meta-analysis [J]. Asian journal of surgery, 2021, 45 (1): S1015-9584 (21) 00325-0.

[79] NIGRI G, PETRUCCIANI N, BELLONI E, et al. Distal Pancreatectomy with Celiac Axis Resection: Systematic Review and Meta-Analysis [J]. Cancers, 2021, 13 (8): 1967.

[80] MAŁCZAK P, SIERŻĘGA M, STEFURA T, et al. Arterial resections in pancreatic cancer - Systematic review and meta-analysis [J]. HPB: the official journal of the International Hepato Pancreato Biliary Association, 2020, 22 (7): 961-8.

[81] REBELO A, BüDEYRI I, HECKLER M, et al. Systematic review and meta-analysis of contemporary pancreas surgery with arterial resection [J]. Langenbeck's archives of surgery, 2020, 405 (7): 903-19.

[82] WANG M，LI D，CHEN R，et al. Laparoscopic versus open pancreatoduodenectomy for pancreatic or periampullary tumours: a multicentre, open-label, randomised controlled trial [J]. The lancet Gastroenterology & hepatology，2021，6（6）：438-47.

[83] NICKEL F，HANEY C M，KOWALEWSKI K F，et al. Laparoscopic Versus Open Pancreaticoduodenectomy: A Systematic Review and Meta-analysis of Randomized Controlled Trials [J]. Annals of surgery，2020，271（1）：54-66.

[84] KAMARAJAH S K，BUNDRED J，MARC O S，et al. Robotic versus conventional laparoscopic pancreaticoduodenectomy a systematic review and meta-analysis [J]. European journal of surgical oncology: the journal of the European Society of Surgical Oncology and the British Association of Surgical Oncology，2020，46（1）：6-14.

[85] KURLINKUS B，AHOLA R，ZWART E，et al. In the Era of the Leeds Protocol: A Systematic Review and A Meta-Analysis on the Effect of Resection Margins on Survival Among Pancreatic Ductal Adenocarcinoma Patients [J]. Scandinavian journal of surgery: SJS: official organ for the Finnish Surgical Society and the Scandinavian Surgical Society，2020，109（1）：11-7.

[86] KUNZMANN V，SIVEKE J T，ALGüL H，et al. Nab-paclitaxel plus gemcitabine versus nab-paclitaxel plus gemcitabine followed by FOLFIRINOX induction chemotherapy in locally advanced pancreatic cancer（NEOLAP-AIO-PAK-0113）：a multicentre, randomised, phase 2 trial [J]. The lancet Gastroenterology & hepatology，2021，6（2）：128-38.

[87] MIRKIN K A，GREENLEAF E K，HOLLENBEAK C S，et al. Time to the initiation of adjuvant chemotherapy does not impact survival in patients with resected pancreatic cancer [J].

Cancer, 2016, 122 (19): 2979-87.

[88] PALTA M, GODFREY D, GOODMAN K A, et al. Radiation Therapy for Pancreatic Cancer: Executive Summary of an AS-TRO Clinical Practice Guideline [J]. Practical radiation oncology, 2019, 9 (5): 322-32.

[89] JANSSEN Q P, VAN DAM J L, KIVITS I G, et al. Added Value of Radiotherapy Following Neoadjuvant FOLFIRINOX for Resectable and Borderline Resectable Pancreatic Cancer: A Systematic Review and Meta-Analysis [J]. Annals of surgical oncology, 2021, 28 (13): 8297-308.

[90] VERSTEIJNE E, SUKER M, GROOTHUIS K, et al. Preoperative Chemoradiotherapy Versus Immediate Surgery for Resectable and Borderline Resectable Pancreatic Cancer: Results of the Dutch Randomized Phase III PREOPANC Trial [J]. Journal of clinical oncology: official journal of the American Society of Clinical Oncology, 2020, 38 (16): 1763-73.

[91] LIU S, LIU Y, YANG J, et al. Survival outcome after stereotactic body radiotherapy for locally advanced and borderline resectable pancreatic cancer: A systematic review and meta-analysis [J]. Translational oncology, 2021, 14 (8): 101139.

[92] TCHELEBI L T, LEHRER E J, TRIFILETTI D M, et al. Conventionally fractionated radiation therapy versus stereotactic body radiation therapy for locally advanced pancreatic cancer (CRiSP): An international systematic review and meta-analysis [J]. Cancer, 2020, 126 (10): 2120-31.

[93] JIN L, SHI N, RUAN S, et al. The role of intraoperative radiation therapy in resectable pancreatic cancer: a systematic review and meta-analysis [J]. Radiation oncology (London, England), 2020, 15 (1): 76.

[94] MOORE M J, GOLDSTEIN D, HAMM J, et al. Erlotinib plus gemcitabine compared with gemcitabine alone in patients with

advanced pancreatic cancer: a phase III trial of the National Cancer Institute of Canada Clinical Trials Group [J]. Journal of clinical oncology: official journal of the American Society of Clinical Oncology, 2007, 25 (15): 1960-6.

[95] BOECK S, JUNG A, LAUBENDER R P, et al. EGFR pathway biomarkers in erlotinib-treated patients with advanced pancreatic cancer: translational results from the randomised, crossover phase 3 trial AIO-PK0104 [J]. British journal of cancer, 2013, 108 (2): 469-76.

[96] SINN M, BAHRA M, LIERSCH T, et al. CONKO-005: Adjuvant Chemotherapy With Gemcitabine Plus Erlotinib Versus Gemcitabine Alone in Patients After R0 Resection of Pancreatic Cancer: A Multicenter Randomized Phase III Trial [J]. Journal of clinical oncology: official journal of the American Society of Clinical Oncology, 2017, 35 (29): 3330-7.

[97] OTTAIANO A, CAPOZZI M, DE DIVITIIS C, et al. Gemcitabine mono-therapy versus gemcitabine plus targeted therapy in advanced pancreatic cancer: a meta-analysis of randomized phase III trials [J]. Acta oncologica (Stockholm, Sweden), 2017, 56 (3): 377-83.

[98] GOLAN T, HAMMEL P, RENI M, et al. Maintenance Olaparib for Germline BRCA-Mutated Metastatic Pancreatic Cancer [J]. The New England journal of medicine, 2019, 381 (4): 317-27.

[99] PISHVAIAN M J, BLAIS E M, BRODY J R, et al. Overall survival in patients with pancreatic cancer receiving matched therapies following molecular profiling: a retrospective analysis of the Know Your Tumor registry trial [J]. The Lancet Oncology, 2020, 21 (4): 508-18.

[100] O'REILLY E M, LEE J W, ZALUPSKI M, et al. Randomized, Multicenter, Phase II Trial of Gemcitabine and Cisplat-

in With or Without Veliparib in Patients With Pancreas Adenocarcinoma and a Germline BRCA/PALB2 Mutation [J]. Journal of clinical oncology: official journal of the American Society of Clinical Oncology, 2020, 38 (13): 1378-88.

[101] CASOLINO R, PAIELLA S, AZZOLINA D, et al. Homologous Recombination Deficiency in Pancreatic Cancer: A Systematic Review and Prevalence Meta-Analysis [J]. Journal of clinical oncology: official journal of the American Society of Clinical Oncology, 2021, 39 (23): 2617-31.

[102] KORDES M, LARSSON L, ENGSTRAND L, et al. Pancreatic cancer cachexia: three dimensions of a complex syndrome [J]. British journal of cancer, 2021, 124 (10): 1623-36.

[103] PHILLIPS M E, ROBERTSON M D, HART K, et al. Long-term changes in nutritional status and body composition in patients with malignant pancreatic disease - A systematic review [J]. Clinical nutrition ESPEN, 2021, 44: 85-95.

[104] IGLESIA D, AVCI B, KIRIUKOVA M, et al. Pancreatic exocrine insufficiency and pancreatic enzyme replacement therapy in patients with advanced pancreatic cancer: A systematic review and meta-analysis [J]. United European gastroenterology journal, 2020, 8 (9): 1115-25.

[105] MOFFAT G T, EPSTEIN A S, O'REILLY E M. Pancreatic cancer-A disease in need: Optimizing and integrating supportive care [J]. Cancer, 2019, 125 (22): 3927-35.

[106] CLOYD J M, HYMAN S, HUWIG T, et al. Patient experience and quality of life during neoadjuvant therapy for pancreatic cancer: a systematic review and study protocol [J]. Supportive care in cancer: official journal of the Multinational Association of Supportive Care in Cancer, 2021, 29 (6): 3009-16.

[107] KOULOURIS A I, ALEXANDRE L, HART A R, et al. Endoscopic ultrasound-guided celiac plexus neurolysis (EUS-CPN) technique and analgesic efficacy in patients with pancreatic cancer: A systematic review and meta-analysis [J]. Pancreatology: official journal of the International Association of Pancreatology (IAP) [et al], 2021, 21 (2): 434-42.

[108] ASIF A A, WALAYAT S K, BECHTOLD M L, et al. EUS-guided celiac plexus neurolysis for pain in pancreatic cancer patients - a meta-analysis and systematic review [J]. Journal of community hospital internal medicine perspectives, 2021, 11 (4): 536-42.

[109] RIZZO A, RICCI A D, FREGA G, et al. How to Choose Between Percutaneous Transhepatic and Endoscopic Biliary Drainage in Malignant Obstructive Jaundice: An Updated Systematic Review and Meta-analysis [J]. In vivo (Athens, Greece), 2020, 34 (4): 1701-14.

[110] MARTIN R C, 2ND, KWON D, CHALIKONDA S, et al. Treatment of 200 locally advanced (stage III) pancreatic adenocarcinoma patients with irreversible electroporation: safety and efficacy [J]. Annals of surgery, 2015, 262 (3): 486-94; discussion 92-4.

[111] RAI Z L, FEAKINS R, PALLETT L J, et al. Irreversible Electroporation (IRE) in Locally Advanced Pancreatic Cancer: A Review of Current Clinical Outcomes, Mechanism of Action and Opportunities for Synergistic Therapy [J]. Journal of clinical medicine, 2021, 10 (8): 1609.

[112] WEI Y, XIAO Y, WANG Z, et al. Chinese expert consensus of image-guided irreversible electroporation for pancreatic cancer [J]. Journal of cancer research and therapeutics, 2021, 17 (3): 613-8.

[113] GAO Y，CHEN S，SUN J，et al. Traditional Chinese medicine may be further explored as candidate drugs for pancreatic cancer：A review [J]. Phytotherapy research：PTR，2021，35（2）：603-28.

[114] 中国癌症研究基金会介入医学委员会，中国介入医师分会介入医学与生物工程委员会，国家放射与治疗临床医学研究中心. 晚期胰腺癌介入治疗临床操作指南（试行）（第五版）[J]. 临床放射学杂志，2021，40（5）：832-43.

[115] VAN CUTSEM E，TEMPERO M A，SIGAL D，et al. Randomized Phase III Trial of Pegvorhyaluronidase Alfa With Nab-Paclitaxel Plus Gemcitabine for Patients With Hyaluronan-High Metastatic Pancreatic Adenocarcinoma [J]. Journal of clinical oncology：official journal of the American Society of Clinical Oncology，2020，38（27）：3185-94.

[116] OGAWA Y，MASUGI Y，ABE T，et al. Three Distinct Stroma Types in Human Pancreatic Cancer Identified by Image Analysis of Fibroblast Subpopulations and Collagen [J]. Clinical cancer research：an official journal of the American Association for Cancer Research，2021，27（1）：107-19.

[117] CONROY T，DESSEIGNE F，YCHOU M，et al. FOLFIRINOX versus gemcitabine for metastatic pancreatic cancer [J]. The New England journal of medicine，2011，364（19）：1817-25.

[118] VON HOFF D D，ERVIN T，ARENA F P，et al. Increased survival in pancreatic cancer with nab-paclitaxel plus gemcitabine [J]. The New England journal of medicine，2013，369（18）：1691-703.

[119] COLUCCI G，LABIANCA R，DI COSTANZO F，et al. Randomized phase III trial of gemcitabine plus cisplatin compared with single-agent gemcitabine as first-line treatment of patients with advanced pancreatic cancer：the GIP-1 study [J].

Journal of clinical oncology: official journal of the American Society of Clinical Oncology, 2010, 28 (10): 1645-51.

[120] UENO H, IOKA T, IKEDA M, et al. Randomized phase III study of gemcitabine plus S-1, S-1 alone, or gemcitabine alone in patients with locally advanced and metastatic pancreatic cancer in Japan and Taiwan: GEST study [J]. Journal of clinical oncology: official journal of the American Society of Clinical Oncology, 2013, 31 (13): 1640-8.

[121] CUNNINGHAM D, CHAU I, STOCKEN D D, et al. Phase III randomized comparison of gemcitabine versus gemcitabine plus capecitabine in patients with advanced pancreatic cancer [J]. Journal of clinical oncology: official journal of the American Society of Clinical Oncology, 2009, 27 (33): 5513-8.

[122] OETTLE H, RIESS H, STIELER J M, et al. Second-line oxaliplatin, folinic acid, and fluorouracil versus folinic acid and fluorouracil alone for gemcitabine-refractory pancreatic cancer: outcomes from the CONKO-003 trial [J]. Journal of clinical oncology: official journal of the American Society of Clinical Oncology, 2014, 32 (23): 2423-9.

[123] XIONG H Q, VARADHACHARY G R, BLAIS J C, et al. Phase 2 trial of oxaliplatin plus capecitabine (XELOX) as second-line therapy for patients with advanced pancreatic cancer [J]. Cancer, 2008, 113 (8): 2046-52.

[124] BURRIS H A, 3RD, MOORE M J, ANDERSEN J, et al. Improvements in survival and clinical benefit with gemcitabine as first-line therapy for patients with advanced pancreas cancer: a randomized trial [J]. Journal of clinical oncology: official journal of the American Society of Clinical Oncology, 1997, 15 (6): 2403-13.

[125] WANG-GILLAM A, LI C P, BODOKY G, et al. Nanoliposomal irinotecan with fluorouracil and folinic acid in metastat-

ic pancreatic cancer after previous gemcitabine-based therapy （NAPOLI-1）: a global, randomised, open-label, phase 3 trial [J]. Lancet （London, England）, 2016, 387 （10018）: 545-57.

[126] GILL S, KO Y J, CRIPPS C, et al. PANCREOX: A Randomized Phase III Study of Fluorouracil/Leucovorin With or Without Oxaliplatin for Second-Line Advanced Pancreatic Cancer in Patients Who Have Received Gemcitabine-Based Chemotherapy [J]. Journal of clinical oncology: official journal of the American Society of Clinical Oncology, 2016, 34 （32）: 3914-20.

[127] DE JESUS V H F, CAMANDAROBA M P G, CALSAVARA V F, et al. Systematic review and meta-analysis of gemcitabine-based chemotherapy after FOLFIRINOX in advanced pancreatic cancer [J]. Therapeutic advances in medical oncology, 2020, 12: 1758835920905408.

[128] PELZER U, SCHWANER I, STIELER J, et al. Best supportive care （BSC） versus oxaliplatin, folinic acid and 5-fluorouracil （OFF） plus BSC in patients for second-line advanced pancreatic cancer: a phase III-study from the German CONKO-study group [J]. European journal of cancer （Oxford, England: 1990）, 2011, 47 （11）: 1676-81.

[129] WEI M, SHI S, HUA J, et al. Simultaneous resection of the primary tumour and liver metastases after conversion chemotherapy versus standard therapy in pancreatic cancer with liver oligometastasis: protocol of a multicentre, prospective, randomised phase III control trial （CSPAC-1） [J]. BMJ open, 2019, 9 （12）: e033452.

[130] DE SIMONI O, SCARPA M, TONELLO M, et al. Oligometastatic Pancreatic Cancer to the Liver in the Era of Neoadjuvant Chemotherapy: Which Role for Conversion Surgery? A

Systematic Review and Meta-Analysis [J]. Cancers, 2020, 12 (11): 3402.

[131] HAMMEL P, HUGUET F, VAN LAETHEM J L, et al. Effect of Chemoradiotherapy vs Chemotherapy on Survival in Patients With Locally Advanced Pancreatic Cancer Controlled After 4 Months of Gemcitabine With or Without Erlotinib: The LAP07 Randomized Clinical Trial [J]. Jama, 2016, 315 (17): 1844-53.

[132] GEMENETZIS G, GROOT V P, BLAIR A B, et al. Survival in Locally Advanced Pancreatic Cancer After Neoadjuvant Therapy and Surgical Resection [J]. Annals of surgery, 2019, 270 (2): 340-7.

[133] VIDRI R J, VOGT A O, MACGILLIVRAY D C, et al. Better Defining the Role of Total Neoadjuvant Radiation: Changing Paradigms in Locally Advanced Pancreatic Cancer [J]. Annals of surgical oncology, 2019, 26 (11): 3701-8.

[134] FIETKAU R, GRüTZMANN R, WITTEL U A, et al. R0 resection following chemo (radio) therapy improves survival of primary inoperable pancreatic cancer patients. Interim results of the German randomized CONKO-007± trial [J]. Strahlentherapie und Onkologie: Organ der Deutschen Rontgengesellschaft [et al], 2021, 197 (1): 8-18.

[135] YE M, ZHANG Q, CHEN Y, et al. Neoadjuvant chemotherapy for primary resectable pancreatic cancer: a systematic review and meta-analysis [J]. HPB: the official journal of the International Hepato Pancreato Biliary Association, 2020, 22 (6): 821-32.

[136] BIRRER D L, GOLCHER H, CASADEI R, et al. Neoadjuvant Therapy for Resectable Pancreatic Cancer: A New Standard of Care. Pooled Data From 3 Randomized Controlled Trials [J]. Annals of surgery, 2021, 274 (5): 713-20.

[137] IMAMURA M，NAGAYAMA M，KYUNO D，et al. Perioperative Predictors of Early Recurrence for Resectable and Borderline-Resectable Pancreatic Cancer [J]. Cancers，2021，13（10）：2285.

[138] USHIDA Y，INOUE Y，ITO H，et al. High CA19-9 level in resectable pancreatic cancer is a potential indication of neoadjuvant treatment [J]. Pancreatology：official journal of the International Association of Pancreatology（IAP）[et al]，2021，21（1）：130-7.

[139] LIU L，XU H，WANG W，et al. A preoperative serum signature of CEA+/CA125+/CA19-9 ⩾ 1000 U/mL indicates poor outcome to pancreatectomy for pancreatic cancer [J]. International journal of cancer，2015，136（9）：2216-27.

[140] LIU L，XIANG J，CHEN R，et al. The clinical utility of CA125/MUC16 in pancreatic cancer：A consensus of diagnostic，prognostic and predictive updates by the Chinese Study Group for Pancreatic Cancer（CSPAC）[J]. International journal of oncology，2016，48（3）：900-7.

[141] HUGENSCHMIDT H，LABORI K J，BORGEN E，et al. Preoperative CTC-Detection by CellSearch（Ⓡ）Is Associated with Early Distant Metastasis and Impaired Survival in Resected Pancreatic Cancer [J]. Cancers，2021，13（3）：485.

[142] LI S，ZHANG G，LI X，et al. Role of the preoperative circulating tumor DNA KRAS mutation in patients with resectable pancreatic cancer [J]. Pharmacogenomics，2021，22（11）：657-67.

[143] XU H X，CHEN T，WANG W Q，et al. Metabolic tumour burden assessed by ^{18}F-FDG PET/CT associated with serum CA19-9 predicts pancreatic cancer outcome after resection [J]. European journal of nuclear medicine and molecular imaging，2014，41（6）：1093-102.

胰腺癌

参考文献

083

[144] AHMAD S A, DUONG M, SOHAL D P S, et al. Surgical Outcome Results From SWOG S1505: A Randomized Clinical Trial of mFOLFIRINOX Versus Gemcitabine/Nab-paclitaxel for Perioperative Treatment of Resectable Pancreatic Ductal Adenocarcinoma [J]. Annals of surgery, 2020, 272 (3): 481-6.

[145] SOHAL D P S, DUONG M, AHMAD S A, et al. Efficacy of Perioperative Chemotherapy for Resectable Pancreatic Adenocarcinoma: A Phase 2 Randomized Clinical Trial [J]. JAMA oncology, 2021, 7 (3): 421-7.

[146] MOTOI F, KOSUGE T, UENO H, et al. Randomized phase II/III trial of neoadjuvant chemotherapy with gemcitabine and S-1 versus upfront surgery for resectable pancreatic cancer (Prep-02/JSAP05) [J]. Japanese journal of clinical oncology, 2019, 49 (2): 190-4.

[147] RENI M, BALZANO G, ZANON S, et al. Safety and efficacy of preoperative or postoperative chemotherapy for resectable pancreatic adenocarcinoma (PACT-15): a randomised, open-label, phase 2-3 trial [J]. The lancet Gastroenterology & hepatology, 2018, 3 (6): 413-23.

[148] PALMER D H, STOCKEN D D, HEWITT H, et al. A randomized phase 2 trial of neoadjuvant chemotherapy in resectable pancreatic cancer: gemcitabine alone versus gemcitabine combined with cisplatin [J]. Annals of surgical oncology, 2007, 14 (7): 2088-96.

[149] TURPIN A, EL AMRANI M, BACHET J B, et al. Adjuvant Pancreatic Cancer Management: Towards New Perspectives in 2021 [J]. Cancers, 2020, 12 (12): 3866.

[150] SHAIB W L, NARAYAN A S, SWITCHENKO J M, et al. Role of adjuvant therapy in resected stage IA subcentimeter (T1a/T1b) pancreatic cancer [J]. Cancer, 2019, 125 (1):

57-67.

[151] VALLE J W，PALMER D，JACKSON R，et al. Optimal duration and timing of adjuvant chemotherapy after definitive surgery for ductal adenocarcinoma of the pancreas：ongoing lessons from the ESPAC-3 study [J]. Journal of clinical oncology：official journal of the American Society of Clinical Oncology，2014，32（6）：504-12.

[152] CONROY T，HAMMEL P，HEBBAR M，et al. FOLFIRINOX or Gemcitabine as Adjuvant Therapy for Pancreatic Cancer [J]. The New England journal of medicine，2018，379（25）：2395-406.

[153] NEOPTOLEMOS J P，PALMER D H，GHANEH P，et al. Comparison of adjuvant gemcitabine and capecitabine with gemcitabine monotherapy in patients with resected pancreatic cancer （ESPAC-4）：a multicentre，open-label，randomised，phase 3 trial [J]. Lancet （London，England），2017，389（10073）：1011-24.

[154] OETTLE H，POST S，NEUHAUS P，et al. Adjuvant chemotherapy with gemcitabine vs observation in patients undergoing curative-intent resection of pancreatic cancer：a randomized controlled trial [J]. Jama，2007，297（3）：267-77.

[155] OETTLE H，NEUHAUS P，HOCHHAUS A，et al. Adjuvant chemotherapy with gemcitabine and long-term outcomes among patients with resected pancreatic cancer：the CONKO-001 randomized trial [J]. Jama，2013，310（14）：1473-81.

[156] UESAKA K，BOKU N，FUKUTOMI A，et al. Adjuvant chemotherapy of S-1 versus gemcitabine for resected pancreatic cancer: a phase 3，open-label，randomised，non-inferiority trial （JASPAC 01）[J]. Lancet （London，England），2016，388（10041）：248-57.

[157] NEOPTOLEMOS J P，STOCKEN D D，BASSI C，et al. Ad-

juvant chemotherapy with fluorouracil plus folinic acid vs gemcitabine following pancreatic cancer resection: a randomized controlled trial [J]. Jama, 2010, 304 (10): 1073-81.

[158] A. T M, MICHELE R, HANNO R, et al. APACT: phase III, multicenter, international, open-label, randomized trial of adjuvant nab-paclitaxel plus gemcitabine (nab-P/G) vs gemcitabine (G) for surgically resected pancreatic adenocarcinoma [J]. Journal of Clinical Oncology, 2019, 37 (15_suppl): 4000.

[159] KAMARAJAH S K, SONNENDAY C J, CHO C S, et al. Association of Adjuvant Radiotherapy With Survival After Margin-negative Resection of Pancreatic Ductal Adenocarcinoma: A Propensity-matched National Cancer Database (NCDB) Analysis [J]. Annals of surgery, 2021, 273 (3): 587-94.

[160] JANG J Y, HAN Y, LEE H, et al. Oncological Benefits of Neoadjuvant Chemoradiation With Gemcitabine Versus Upfront Surgery in Patients With Borderline Resectable Pancreatic Cancer: A Prospective, Randomized, Open-label, Multicenter Phase 2/3 Trial [J]. Annals of surgery, 2018, 268 (2): 215-22.

[161] CHAWLA A, MOLINA G, PAK L M, et al. Neoadjuvant Therapy is Associated with Improved Survival in Borderline-Resectable Pancreatic Cancer [J]. Annals of surgical oncology, 2020, 27 (4): 1191-200.

[162] GHANEH P, PALMER D H, CICCONI S, et al. ESPAC-5F: Four-arm, prospective, multicenter, international randomized phase II trial of immediate surgery compared with neoadjuvant gemcitabine plus capecitabine (GEMCAP) or FOLFIRINOX or chemoradiotherapy (CRT) in patients with borderline resectable pancreatic cancer [J]. Journal of Clinical Oncology, 2020, 38 (15_suppl): 4505.

[163] JANSSEN Q P, BUETTNER S, SUKER M, et al. Neoadjuvant FOLFIRINOX in Patients With Borderline Resectable Pancreatic Cancer: A Systematic Review and Patient-Level Meta-Analysis [J]. Journal of the National Cancer Institute, 2019, 111 (8): 782-94.

[164] DAMM M, EFREMOV L, BIRNBACH B, et al. Efficacy and Safety of Neoadjuvant Gemcitabine Plus Nab-Paclitaxel in Borderline Resectable and Locally Advanced Pancreatic Cancer-A Systematic Review and Meta-Analysis [J]. Cancers, 2021, 13 (17): 4326.

[165] MOTOI F, SATOI S, HONDA G, et al. A single-arm, phase II trial of neoadjuvant gemcitabine and S1 in patients with resectable and borderline resectable pancreatic adenocarcinoma: PREP-01 study [J]. Journal of gastroenterology, 2019, 54 (2): 194-203.

[166] MURAKAMI Y, UEMURA K, SUDO T, et al. Survival impact of neoadjuvant gemcitabine plus S-1 chemotherapy for patients with borderline resectable pancreatic carcinoma with arterial contact [J]. Cancer chemotherapy and pharmacology, 2017, 79 (1): 37-47.

[167] KATZ M H G, OU F S, HERMAN J M, et al. Alliance for clinical trials in oncology (ALLIANCE) trial A021501: preoperative extended chemotherapy vs. chemotherapy plus hypofractionated radiation therapy for borderline resectable adenocarcinoma of the head of the pancreas [J]. BMC cancer, 2017, 17 (1): 505.

[168] MURPHY J E, WO J Y, RYAN D P, et al. Total Neoadjuvant Therapy With FOLFIRINOX Followed by Individualized Chemoradiotherapy for Borderline Resectable Pancreatic Adenocarcinoma: A Phase 2 Clinical Trial [J]. JAMA oncology, 2018, 4 (7): 963-9.

[169] AMMAR K, LEEDS J S, RATNAYAKE C B, et al. Impact of pancreatic enzyme replacement therapy on short- and long-term outcomes in advanced pancreatic cancer: meta-analysis of randomized controlled trials [J]. Expert review of gastroenterology & hepatology, 2021, 15 (8): 941-8.

[170] DAAMEN L A, GROOT V P, INTVEN M P W, et al. Postoperative surveillance of pancreatic cancer patients [J]. European journal of surgical oncology: the journal of the European Society of Surgical Oncology and the British Association of Surgical Oncology, 2019, 45 (10): 1770-7.

[171] HALLE-SMITH J M, HALL L, DAAMEN L A, et al. Clinical benefit of surveillance after resection of pancreatic ductal adenocarcinoma: A systematic review and meta-analysis [J]. European journal of surgical oncology: the journal of the European Society of Surgical Oncology and the British Association of Surgical Oncology, 2021, 47 (9): 2248-55.

[172] LUU A M, BELYAEV O, HöHN P, et al. Late recurrences of pancreatic cancer in patients with long-term survival after pancreaticoduodenectomy [J]. Journal of gastrointestinal oncology, 2021, 12 (2): 474-83.

[173] FANG Z, MENG Q, ZHANG B, et al. Prognostic value of circulating tumor DNA in pancreatic cancer: a systematic review and meta-analysis [J]. Aging, 2020, 13 (2): 2031-48.

[174] WANG Y, YU X, HARTMANN D, et al. Circulating tumor cells in peripheral blood of pancreatic cancer patients and their prognostic role: a systematic review and meta-analysis [J]. HPB: the official journal of the International Hepato Pancreato Biliary Association, 2020, 22 (5): 660-9.

[175] GROOT V P, REZAEE N, WU W, et al. Patterns, Timing, and Predictors of Recurrence Following Pancreatectomy for

Pancreatic Ductal Adenocarcinoma [J]. Annals of surgery，2018，267（5）：936–45.

[176] TANAKA M，MIHALJEVIC A L，PROBST P，et al. Meta-analysis of recurrence pattern after resection for pancreatic cancer [J]. The British journal of surgery，2019，106（12）：1590–601.

[177] 中华医学会肿瘤学分会早诊早治学组 . 中华医学会肿瘤学分会胰腺癌早诊早治专家共识 [J]. 中华肿瘤杂志，2020，42（09）：706–12.

[178] SERAFINI S，SPERTI C，FRIZIERO A，et al. Systematic Review and Meta–Analysis of Surgical Treatment for Isolated Local Recurrence of Pancreatic Cancer [J]. Cancers，2021，13（6）：1277.

[179] HASHIMOTO D，CHIKAMOTO A，MASUDA T，et al. Pancreatic Cancer Arising From the Remnant Pancreas：Is It a Local Recurrence or New Primary Lesion? [J]. Pancreas，2017，46（9）：1083–90.

[180] GUERRA F，BARUCCA V，COLETTA D. Metastases or primary recurrence to the lung is related to improved survival of pancreatic cancer as compared to other sites of dissemination. Results of a systematic review with meta–analysis [J]. European journal of surgical oncology：the journal of the European Society of Surgical Oncology and the British Association of Surgical Oncology，2020，46（10 Pt A）：1789–94.

[181] ILMER M，SCHIERGENS T S，RENZ B W，et al. Oligometastatic pulmonary metastasis in pancreatic cancer patients：Safety and outcome of resection [J]. Surgical oncology，2019，31：16–21.

[182] 樊代明 . 整合肿瘤学·基础卷[M]. 西安：世界图书出版西安有限公司，2021.